新安孤本醫籍叢刊

第一輯

王鵬／主編

傷寒從新

伍

〔清〕王潤基／撰　王鵬／提要

U0215882

2019年度國家古籍整理出版專項經費資助項目

北京科學技術出版社

傷寒從新 十五

傷寒從新卷十一目錄

新安王濬　少峰輯
湖郡張謙　子菴校

漢張仲景原文

傷寒從新卷十一目次終

傷寒從新卷十一

漢張機原文
寓苕溪王少峰輯學
受業　張子菴校字

○辨合病併病大意

傷寒有六經之證有六經之脈證脈井然不離則可直指為某經之病若兩經三經陰陽混淆不可以一經名者或一經未罷又傳一經二經三經同病不歸併一經者則名曰合病或二經三經同病其後歸併一經自病者則名曰併病篇中所著合病併病雖單舉陽經未及陰經然陽經既有合病併病則陰經

亦必有之可知矣如太陽病脉反沉少陰病
反發熱是少陰太陽合病也陽明病脉遅太
陰病大實痛是太陰陽明合病也少陽病脉
細而厥厥陰病嘔而發熱是厥陰少陽合病
也是雖無合病之名而確有合病之實且三
陽皆有發熱證三陰皆有下利證如發熱而
下利是陰陽合病也陰陽合病若陽盛者屬
陽經則下利為實熱即論中所謂陽陽明陽
明少陽太陽少陽合病者是也陰盛者屬陰
經則下利為虛寒即論中所謂少陰下利反
發熱者不死少陰下利清穀裡寒外熱不惡

寒而面赤者是也蓋陽與陽合不合於陰為三陽合病則不下利而自汗出乃白虎湯證也陰與陰合不合於陽為三陰合病則不發熱而吐利厥逆乃四逆湯證也誠以人之臟府互根陰陽相合三陽既有合併之病則三陰亦有合併之病不待言矣金鑑

合病者兩經之證各見一半如日月之合朔如王者之合圭璧界限中分不偏多偏少之謂也　併病者兩經之證連串為一如貫索然即兼併之義也併則不論多寡一經見三五證一經見一二證即可言併病然太陽證

多陽明少陽證少如秦之併六國者乃病之常若陽明少陽證多太陽證少則太陽必將自罷又不得擬之為六國併秦矣甫昌

太陽少陽合病必自下利用葛根黄芩等湯是也三陰合病不發熱而吐利適脉四逆證病有定体故立六經而分司之病有變遷更求合病併病而互參之此仲景立法之盡善也夫陰陽互根氣雖分而神自合三陽之裡便是三陰三陰之表即是三陽如太陽病而脉反沉便合少陰少陰病而發熱便合太陽陽明脉遲即合太陰太陰脉緩即合陽明少

陽脉小是合厥陰厥陰脉浮是合少陽雖無併合之名而有併合之實也或陽得陰而解陰得陽而愈或陽入陰而危陰亡陽而逆種種脉證不一學者當於陰陽兩症中參病勢之合不合更於三陽三陰中審其症之併不併陰病治陽陽病治陰扶陽抑陰瀉陽補陰等法用之恰當矣併病與合病稍異合則一時並見併則以次相傳乖如太陽之頭痛項强未罷遽見脉弦眩冒心下痞硬是與少陽併病更見譫語即三陽併病矣 傷寒論翼

合病者兩經或三經齊病不傳者為合病併

病者一經先病未盡又過一經者為併病所以有太陽陽明合病有太陽少陽合病有陽明少陽合病有三陽合病三陽若與三陰合病即是兩感所以三陰無合併例也且合病而其病必甚也 傷寒典

合病者或一陽先病或二陽同病或三陽同病不傳者謂之合病併病者催併逼迫之意始初二陽合病後一陽氣盛一陽氣衰併歸一經獨重初症亦不解罷陽明併太陽者太陽症未解陽明症又至麻黄合升麻如太陽重加太陽經藥後倣此少陽併太陽者太陽

症未解少陽症又至麻黄湯合柴胡湯頭痛項强眩冒如結胸狀者亦宜通用九味羌活湯少陽併陽明者為木尅土难治小柴胡湯合升麻葛根湯或柴胡升麻湯救之是併病在表者皆可汗若太陽症罷乃入胃府者謂之傳經症非併症也宜酌量攻下古云三陰無合病然三陰亦自有相合併者但非二感必無陰經與陽經相合為病之理　李士材

合病兩經俱病併病則一經證罷而歸併一經也太陽與陽明合病有三證其邪湊有淺深之殊故用藥有汗下和解之異治見各條

三陽合病有二證其一證用白虎湯其一證無治法後人用小柴白虎之類蓋此二證俱有三陽之候故不可汗下二陽併病有二證表未解者汗之表已解有裡症者下之太陽與少陽併病有三證其一由誤下以致心下鞕成結胸其一項强如柔痓狀心下鞕如結胸刺肺俞肝俞慎勿發汗汗則譫語不止宜刺期門　王肯堂

或云三陽合病有太陽陽明有正陽陽明有少陽陽明似乎重出乎曰各有所指不過表裡之分也夫三陽合病在表三陽陽明病在

裡事在兩途即非重出在表者宜解散以痊安在裡者非攻下則不可然表裡證治迥異惟編目有似乎重出 張兼善

兩經三經齊病不傳者為合病兩經先病未盡又過一經之傳者為併病 必讀

合病者或合兩經或合三經之證而為病也若兩經合病自必並見兩經之證三經合病則必三經並見此一定之法也仲景合病例中未見經證無從徵驗又何以辨之疑有闕文併病者其義有二一曰兼併也一曰吞併也如太陽證不罷而陽明少陽之證即兼

見者為兼併也所謂不併者其太陽證罷而盡歸于陽明也此皆為陽明原有自受之邪而後併吞太陽非如傳經之邪初無陽明皆來自太陽耳且傳經之邪遍六經而為傳遍而併病與合病皆不傳之候所以不入三陰也然併病與合病何以異合病者兩經各半並勢相持而不移易併則不論多少且有兩經併歸于一經者此合病併病之所以不同也傷寒集註

合病者兩經之證交見且齊見至所見多少則不問也嘉言曰如日月之合朔王者之合

圭不偏多少之謂似未確也如太陽病只因几几顯症便加葛根即為合病治法乃仲景反獨言太陽而不名言合病正見太陽病只須几几便兼陽明即為合病矣傷寒三註

併病者兩經證連串為一如貫索然然與傳經之證何異彼曰傳經此曰併病也傳經者使更見一經之證不踰日而本證悉罷盡見所傳是經之証若併病則不然一經先現復顯一證邪貫兩經稽遲多日既不若合病之齊見復不如傳經之即歸由是以推知合病者兩經交受病也併病者一經先病兩經交

虛或治之不得其法遂令相連為病漫無已時也仲景於併病內更不立方者明與傳經治法不大相遠明眼於此詳亦可悟傷寒三註

合病者兩經三經齊病不傳者也併病者先見一經病一二日又加一經病前症不罷兩經俱病也若先見一經病更變他證者又為傳經矣今傷寒多合病併病未見單經挨次相傳者亦未見表證悉罷止存裡證者況多温病烏能依經如式而方法相符乎。緒論曰傷寒合病多由冬月過温少藏不藏温病乘虛入裡然後更感寒邪閉鬱於外寒熱錯雜遂不致合病其邪内攻必自下利不下利即上嘔邪氣之充斥奔迫從可識矣必先解表後清裡其傷寒合病仲景自有桂枝加葛根湯葛根加半夏湯葛根湯麻黄湯等治法觀仲景治例可見矣余謂冬月温氣乘寒入裡雖曰其時有其氣到底是天地常氣所以傷寒合病名曰冬温即此推之所謂風温暑温濕温秋温亦皆時氣也與温病雜氣根源不同合參寒温緒論

按傷寒感自皮毛自表入裡故多循序而傳而合病併病爲極少温病因雜氣怫熱自裡

達表或饑飽勞碌或憂思氣鬱觸動其邪而合病併病為極多甚有全無所觸止是內鬱之熱久則自然蒸動緒論所云邪氣充斥奔迫六字可為傷寒合病併病傳神並可為溫病傳神故溫病但見太陽少陽症即可用增損大柴胡湯但見三陽症即可用加味涼膈散傷寒見太陽少陽合病必俟邪熱漸次入裡方用黃芩湯見三陽合病必有身重腹痛譫語自汗云可用白虎湯又何論大柴胡涼膈散乎太陽陽明併病在傷寒自是麻黃葛根之類蓋傷寒但有表裡非汗不解也在溫

病自是神解升降增損双解之類不可發汗裡氣清而表氣自透自汗而解矣太陽少陽併病在傷寒小柴胡加減治之在温病增損大柴胡湯此辨温病與傷寒之合病併病異治之要訣也寒温條辨

合病併病者傷寒傳經之別名也或二經同病三經同病名曰合病若一經病未已復連一經名曰併病傷寒書曰三陽有合病有併病三陰無合病無併病果爾則太陰必不與少陰同病乎少陰必不與厥陰同病乎且太陰未差必不至併于少陰少陰病未差必不

至併于厥陰乎若然則三陰之症何以相兼而併見乎又何以三陽三陰之邪互相交錯而為病乎是知合病併病有合于陽者即有合于陰者有併于陽者即有併于陰者仲景謂三陽合病閉目則汗出面垢譫語遺尿治用白虎湯此外合三陽之經內合陽明之腑故用辛涼和解之若不入腑白虎將焉用乎治法不論三陽三陰凡兩經合病則用兩經藥同治之三經合病則用三經藥同治之若一經病未差復併一經則相其先後緩急輕重而藥之斯無差矣然則合病併病者豈非

傷寒傳經之別名歟 雜說

濬按傷寒之症最難明者莫如合病併病其次經府標本傳經能明此者則治法不難矣傷寒有六經之分井然不雜治者可按經討證則可直指為某經之病則可用某經之藥於法不雜若兩經三經陰陽混淆不可以一經名者有合病併病之名篇金鑑曰或一經未罷又傳一經二經三經同病不歸併一經者則名曰合病或二經三經同病其後歸併一經自病者則名曰併病此通論也徐大椿曰同時並起者為合病一

经未罷一经又病者為併病亦約當也張景岳曰今時之病則皆合病併病耳可謂概論矣張景岳又曰二经三经齊病為合病與金鑑徐大椿義同但金鑑未言不傳者為合病也諸家論合病併病之義皆大同小異惟柯氏論合病併病云如太陽病而脈反沉便合少陰為合病也此說雖為定論恐有誤也且太陽病而脈反沉是少陰麻黄附子細辛證由太陽傳少陰即景岳所云兩感症陽與陽合為合病併病若陽與陰合即少陰兩感故仲景三陽有合病

併病惟三陰無合病併病之例也蓋三陰病其機雖各異而其位相同此所以無合病併病也合病與傳經總有區別夫併病與傳經合諸家之義參之似扁依樣葫蘆或云併有兼併之併吞併之併俞氏六國併秦之併而兼併之併即太陽兼陽明仲景有太陽陽明之文如此則重出衍文矣不若或二經三經同病其後歸併自病者爲當也喻氏所謂六國併秦是也舒氏所論兼併之併則與傳經之例無異而尤誤也若周揚俊論曰傳經者使更見一經之

證而論日而本證悉罷盡見所傳之經之證謂之傳經若并病則不然併病者乃一經先現復顯一證形貫兩經稽延多日又不若合病之並見復不若傳經之即歸而速也此論先得我心可謂卓識超羣為尤當也醫學心悟程氏曰合病併病即傳經之別名與柯氏論合併病為傳經此說不可從乃承訛之論也漢代張仲景做內經撰傷寒論先立六經之常次立合病併病之變局如博弈先習滿盤而後精譜然同是印定先知常法而後悟變通也仲景所

言合病乃二経一時合而齊起或三経同病是也觀葛根湯麻黄葛根同用其義可見也與陽明篇太陽陽明不同也蓋太陽陽明其来自太陽仲景仍用麻黄湯解太陽之表此屬傳経證也然太陽陽明合病以桂枝葛根並用又與陽明経亦以葛根湯為主方仲景恐太陽〻明兩経之病交合用葛根斷陽明之路使太陽之邪不合陽明則邪自解仲景廻慮殊深設不如是則太陽合病與陽明陽明合病與少陽若再因循則其邪長驅入三陰所以三陽有

合病併病傳經之例三陰部位相同而其病一入三陰則三陰俱受其累且三陰之病均屬合病觀四逆湯理中湯其旨顯然矣但三陰經同時合病或上吐下瀉揮霍敗亂之勢即三陰直中之候則又從事乎四逆理中等湯矣俞氏云三陰無合病之例誠不違此義也仲景言三陽有合併之病則三陰亦有合病併病不待言矣要之三陽合病其變緩不若三陰合病之變速也凡治傷寒在三陽經不悞治則三陰經豈得合病傳經及一切壞症者哉且邪傳

三陰更盛更實則皆三經合病之候若再誤其死必矣所謂一逆尚引日再逆促命期此之謂也蓋病從表入者多故仲景傷寒論三陽篇法則最多法律最嚴以此可知三陽經若不慎治不無三陰之變症多端門人問曰夫子之言則傷寒論單有三陽可不必另立三陰經乎答曰傷寒論但有三陽而無三陰仲聖恐後人執而不化故立六經之常法印定後人眼目然後可六經按症求經盡其變又可左右逢原歟然吾門人唯唯而退益知三陽經有三陰

症三陰經有三陽症不過陰陽表裡差多差少之分蓋病在三陽有合病併病傳經之目是教人三陽不可紊亂同治如太陽篇有真武湯太陰病脉有桂枝湯此順傳逆傳之候惟少陽為樞在半表半裡即半陰半陽小柴胡湯是其證也假令傷寒脉過麻黃桂枝湯其邪尚未盡殺將傳三陰即用小柴胡湯主之而邪不入陰分亦不傳腸胃若太陽而傳陽明則不用小柴胡而用葛根湯如太陽病犯本水蓄膀胱用五苓散又可類推也總之三陽有合病

併病自有合病併病之治葛根湯葛根加半夏湯是也乃分解其邪使不交合而解散也傳經者乃一經未罷又傳一經如太陽傳陽明故太陽證未罷仍治太陽使太陽之邪不傳陽明所以仲景有太陽陽明少陽陽明正陽陽明此傳經之例也若太陽證罷已傳陽明則治陽明用大承氣湯主之使邪不傳少陽若少陽不解則傳三陰矣若合病不用合病之法治之其邪必互相交合而不散必致一勝則一負然後必歸併一經則用併病之法故仲景曰二陽併病太陽

證罷大便難宜大承氣湯觀此可知合病不解則歸併一經誰云合病無傳乎若併病不解則傳三陰又可識也故太陽篇有犯本合病併病而無傳經三陰有合病併病之實而無合病併病之名註家祇知三陽有合併病而不知三陰實有合病併病之律豈詎知之乎故治傷寒謹守合病併病之律則不[致]傳經若不守合病併病之法而誤治必不免作傳經症矣邪傳三陰交會之處渾然一氣皆合病併病也若三陽不誤治焉有三陰裡之危候亦必無合病

併病之名神且明矣宋板傷寒論其合病併病均編在太陽篇内又可知太陽篇一經六經皆有明文觀眞武湯炙甘草湯可知所謂知其要者一言而終不知其要流散無窮此之謂也傷寒論一書萬病之楷模也能治傷寒者未有不能治雜病者也朱肱作活人書陶華作傷寒全生集以掩之終不能掩所謂楊墨之道不息孔子之道不行故諺有之曰孔子之道不行則不能平治天下軒岐仲景之道不行則不能知萬病之源流軒岐仲景其揆一也凡學

三百三七

醫者必先讀内經次讀仲景傷寒論金匱要略庶幾近矣　王少峰拙識

合病併病證第一

太陽與陽明合病者必自下利葛根湯主之太陽與陽明合病不下利但嘔者葛根加半夏湯主之

金鑑曰一經未罷又傳一經二經三經同病而不歸併一經者謂之合病太陽與陽明合病者謂太陽之發熱惡寒無汗與陽明之煩熱不得眠等證同時均病表裏之氣升降失常故不下利則上嘔也治法祇須先解太陽

之表表解而陽明之裡自和矣若利則宜葛根湯表而升之利自可止嘔者加半夏表而降之嘔自可除也

成無已曰邪氣外盛陽不主裡則裡氣不和裡氣下而不上者但利而不嘔裡氣上逆而不下者但嘔而不利故以葛根湯以散表邪加半夏以下逆氣也

喻昌曰此以下利不下利辨别合病主風主寒之不同也風者陽也陽性上行故合陽明胃中之水飲而上逆寒者陰也陰性下行故合陽明胃中之水穀而下奔然上逆則必加

半夏入葛根湯以滌飲止嘔若下利則但用葛根湯以解兩經之邪不治利而利自止耳葛根湯即第一條桂枝湯加葛根不用麻黄者是也

王肯堂曰或曰由太陽表未罷而陽明裡又至兩陽合病熱甚於表乘虛漸攻於裡故下利也其不下利而嘔者邪氣雖攻裡未入於胃但氣逆而嘔故加半夏以止嘔逆也龐氏曰外證必頭痛腰疼肌熱目疼鼻乾也脉浮大太陽受病也長者陽明也頭腰太陽也肌目鼻陽明也

徐大椿曰合病全在下利一症上審出盖風邪入胃則下利矣前條因下利而知太陽陽明合病今既不下利則合病何從而知必須從兩經本證一一對勘即不下利而亦可定為合病矣前條太陽誤下而成利則用芩連治利因其本屬桂枝症而脉促故止加葛根一味以觧陽明初入之邪此條乃太陽陽明合病故用葛根湯全方因其但嘔加半夏一味以止嘔隨病立方各有法度

尤在涇曰傷寒之邪在上則為喘滿入裡則為下利兩陽合病邪氣盛大不特充斥于上

抑且浸淫于裡故曰必自下利其不下利者則
必上逆而嘔晰而言之合病下利者裡氣得
熱而下行也不下利者但嘔而裡氣得熱而
上行也夫邪盛于外而之內者仍當先治其
外葛根湯合用桂枝麻黃而加葛根所以解
經中兩陽相合之邪其不下而但嘔者則加
半夏以下逆氣而葛根解外法所不易矣
章楠曰風為陽性疎泄擾於陽明而腸胃水
穀之氣下注則必自利與腸風飧泄及春傷
于風夏生飧泄者同屬一理故亦主以葛根
湯升陽散風寒使水穀之氣化汗而邪隨汗

解其下利自止非同三陰病之下利也
柯琴曰不言兩經相合何等病但舉下利而言是病偏于陽明矣太陽主表則不合下利下利而曰必必陽并于表表實而裡虛耳葛根為陽明經藥惟表實裡虛者宜之而胃家實非所宜也故仲景于陽明經中反不用葛根若謂其能亡津液而不用則與弃草生津之義背矣若謂其能大開肌肉似反加于汗出惡風之合病乎有汗無汗下利不下利俱得以葛根主之是葛根與桂枝同為解肌和中之劑與麻黄之專于發表不同

張益仙曰下利者太陰證也合病而兼下利不但二陽受邪而太陰亦病矣所主葛根湯專治二陽不顧太陰非法也且前條但嘔者尚加半夏豈此下利遂不必治耶無是理矣

方有執曰膀胱主水胃主穀寒為陰陰氣主下降故太陽陽明合病徑中之邪熱甚胃氣弱不化穀不分清雜逆而走注所謂必也但用葛根湯散經中之寒邪而以不治利以不治治利者麻黄散太陽之表葛根解陽明之肌桂枝主榮衛之和姜棗健脾之弱

程郊倩曰合病之證凡太陽經之頭痛惡寒

等與陽明經之目痛鼻乾等但見一證便是不必悉具併病亦如是看仍須兼脉法斷之

此條傷寒論輯義第三十四條太陽篇

太陽與陽明合病喘而胸滿者不可下宜麻黄湯主之

金鑑曰太陽陽明合病不利不嘔者是裡氣實不受邪也若喘而胸滿是表邪盛氣壅於胸肺間也邪在高分之表非結胸也故不可下以麻黄湯發表通肺喘滿自愈矣

喻昌曰兩經合病當用兩經之藥何得專用麻黄湯耶盖太陽陽明兩邪相合邪攻其胃

不嘔則利故用葛根湯今邪攻其肺所以喘而胸滿麻黄杏仁者肺氣逆喘之要藥也

魏荔彤曰二經合病獨見證于胸肺之間喘而作滿此正兩經之表邪為患不可誤認胸滿屬裡妄施攻下如大小陷胸之類也

張兼善曰陽受於胸中喘而胸滿者陽氣不宣發壅而遏也

程郊倩曰喘而胸滿者必表邪與經氣互結而盛壅于上焦胃陽鬱而無復升降也總之經表之邪過實主麻黄湯泄肺而通氣道隨其實而奪之表與經兩解則逆者降而胃亦

和矣
尤在涇曰胸中為陽之位喘而胸滿者病發於陽而盛於陽也邪在陽則可汗在陰則可下此以陽邪盛于陽位故不可下之以虛其裡實虛則邪且陷矣而宜麻黃湯汗之以疎其表表疎則邪自解矣合病者兩經同病邪氣盛者其傷必多甚則過及三陽也
方有執曰肺主氣氣逆則喘喘甚則肺脹胸滿者肺脹也胸乃陽明之部分喘乃太陽傷寒之本病以喘不除甚而至於胸滿故曰合病然肺不屬太陽陽明而兩經合病之傷寒

病全在肺何也曰肺為五藏之華蓋肺受諸經百脉之朝會其藏金其性寒邪湊于榮肺以寒召寒同氣相求也不可下者喘來自太陽之初滿惟在胸不在胃也夫麻黄湯者主治太陽傷寒之初病有陽明何以獨從太陽之主治也曰麻黄固善於散寒其功尤能瀉肺家之實滿杏仁惟其利於下氣故其効則更長於定喘桂枝雖佐其實有綱維之妙甘草雖佐其才有和緩之高是故但於太陽表之治行則陽明胸之功自奏矣

周揚俊曰喻註兩經合病當用兩經之藥何

得偏用麻黄此見仲景析義之精蓋太陽邪在胸陽明邪在胃兩邪相合上攻其肺所以喘而胸滿麻黄杏仁治肺氣喘逆之專藥也用之恰當何偏之有

柯琴曰三陽俱受氣于胸而部位則屬陽明若喘屬太陽嘔屬少陽故胸滿而喘者尚未離乎太陽雖有陽明可下之症而不可下如嘔多雖有陽明可攻之症而不可攻亦以未離乎少陽也

徐大椿曰陽明之病象甚多如身熱不惡寒口苦鼻乾之類但見一二症即是不必全具

三百三九

也太陽病即上文所指者喘而胸滿者病俱在上焦宜麻黃湯主之喘而胸滿此麻黃症之太陽合陽明也

此條傷寒論輯義第三十九太陽篇

太陽病項背強几几無汗惡風葛根湯主之

金鑑曰此條略其證脉單舉痓之頸項強急者以明其治也太陽脉下項循肩挾脊陽明脉循喉嚨入缺盆貫膈下乳內廉太陽主後前合陽明陽明主前後合太陽今邪壅於二經之中故有几几拘強之貌也太陽之強不過頸項強此痓之強則不能俯仰項連胸背

而俱強故曰項背強几几也無汗惡風實邪也宜葛根湯發之即桂枝湯加麻黄葛根兩觧太陽陽明之邪也

方有執曰几几鳥之短羽者動則引頸几几然形容病人之頸項俱病者俛仰不能自如之貌

俞昌曰此與下條以有汗無汗定傷風傷寒之別蓋太陽初交陽明未至兩經各半故仲景原文不用合病二字然雖不名合病其實乃合病之初證也几几者頸不舒也頸屬陽明既於太陽風傷衛證纔見陽明一証即於

桂枝湯內加葛根一味太陽寒傷營證中纔見陽明一證即於麻黃湯內加葛根一藥此大匠天然不易之彀率也然第二條不用麻黃全方加葛根反用桂枝全方加麻黃葛根者則并其巧而傳之矣見寒邪既欲傳於陽明則胸間之喘必自止自可不用杏仁况頸項背俱是陽位易於得汗之處設以麻黃本湯加葛根大發其汗將毋項背强几几者變為經脉振振搖動惕乎此仲景之所為精義入神也。桂枝湯麻黃湯分主太陽之表葛根湯總主陽明之表小柴胡湯總主少陽之

表三陽經合併受病即隨表裏見證多寡定方絲絲入扣斯不為誤

條大椿曰前桂枝加葛根湯一條其現症亦同但彼云反汗出故無麻黃此云無汗故加麻黃也○陽明症汗出而惡熱今無汗而惡風則未全入陽明故曰太陽病○按葛根本草治身大熱大熱乃陽明之症也以太陽將入陽明之經故加此藥

尤在涇曰此與下條本是痓症而有表虛表實之分表實者無汗表虛者汗反自出即所謂剛痓柔痓也然痓筋病也亦風病也故雖

有剛柔之異而其項背强几几惡風則一也几几項强連背不能展顧之貌桂枝加葛根湯如太陽桂枝湯例葛根湯如太陽麻黄湯例而並加葛根者以項背几几筋骨肌肉並痺而不用故加葛根以疎肌肉之邪且並須桂芍姜棗以通營衛之氣

程郊倩曰項背强几几五字連讀上半身成硬直之象太陽病有此經邪壅盛不盡在表可知經曰胸者背之府也府邪稍露端倪知勢已連及陽明故雖汗出惡風之中風卽不得不於桂枝湯加葛根而無汗惡寒之傷寒

三百四十

即不得不易麻黄湯爲葛根湯矣葛根能宣陽益陰清解胃中邪熱太陽藥中用之所以達陽明而伐之於早也

又曰項背强几几者太陽之脉滿而連及陽明之經也此條無嘔與利亦主葛根湯者邪總在二陽之經下利者既非裡寒不利者亦非裡實裡反屬標表反屬本

此條傷寒論輯義第廿三條太陽篇卷二

太陽病項背强几几反汗出惡風者桂枝加葛根湯主之

金鑑曰太陽病項背强几几無汗惡風者實

邪也今反汗出惡風者虛邪也宜桂枝加葛根湯解太陽之風發陽明之汗也

汪琥曰太陽病項背強𠘧𠘧然頸不得舒頸之經屬陽明項背與頸𠘧𠘧然其狀當無汗今反汗出惡風仲景法太陽病汗出惡風者桂枝湯主之今因其𠘧𠘧然故加葛根於桂枝湯中以兼祛陽明經之風也

此條傷寒論輯義第十五條太陽篇

葛根湯方

葛根四兩　麻黃三兩　桂枝二兩去皮

甘草炙二兩　芍藥二兩　生姜三兩　大棗十二枚

右七味以水一斗先煮麻黄葛根減二升去白沫内諸藥煮取三升去滓温服一升覆取微似汗餘如桂枝法將息及禁忌諸湯皆倣此

葛根加半夏湯方

於葛根湯内加半夏半升餘依葛根湯法

金鑑曰是方即桂枝湯加麻黄葛根也麻黄佐桂枝發太陽榮衛之汗葛根君桂枝解陽明肌表之汗不曰桂枝湯加麻黄葛根而以葛根命名者其意重在陽明以嘔利多屬陽明也二陽表急非温服覆而取汗其表未易

解也或嘔或利裡已失和雖歠粥而胃亦不能輸精於皮毛故不須歠粥也

柯琴曰李杲定為陽明經藥潔古云未入陽明者不可便服豈二子未讀仲景書耶要之葛根桂枝俱是解肌和裡之劑故有汗無汗下利不下利俱可用與麻黄之專於發表者不同也

汪琥曰外臺方議問曰經云下利不可發汗發汗則脹滿今此下利又發汗者何也答曰少陰病下利清穀者為裡虛若更發汗則脾虛而脹今太陽病未罷或有頭痛惡風寒等

證尚在表其脉尚兼浮便傳入陽明而有口渴身熱等證又自下利必須此方發散太陽之表以中有葛根能除陽明之邪也故諸證但發熱兼有裡而脉浮者此方最善

徐大椿曰葛根湯即桂枝湯加麻黄三兩葛根四兩

呂震名曰此治太陽傷寒傳入陽明未離太陽也仍屬太陽與陽明同治並非陽明經之主方也以葛根湯中自有麻桂並伐太陽之邪也今人誤以葛根湯為陽明經藥大謬

此二方前方在三十三條後方在廿五條

桂枝加葛根湯方

葛根四兩　麻黄三兩　芍藥二兩

生姜三兩　甘艸炙二兩　大棗十二枚

桂枝二兩

右七味以水一斗先煮麻黄葛根減二升去上沫內諸藥煮取三升去滓温服一升覆取微似汗不須啜粥餘如桂枝法將息及禁忌

此方輯義在十五條太陽篇

陽明少陽合病必下利其脉不負者順也負者失也互相尅賊名為負也脉滑而數者有宿食也當下之宜大承氣湯

金鑑曰陽明屬土少陽屬木二經偏裡故合病必下利也陽明脉大少陽脉弦脉弦得大弦是為本脉宜黄芩湯清熱和土兼瀉木邪利自止矣若脉單大不弦則為土不受邪其病易愈名為順也單弦不大則為土受木尅其病难治名為負也今脉不大弦而滑數則知非木土為害乃宿食為病之熱利也故不用黄芩湯而以大承氣湯下之也太陽陽明合病下利表症居多故以葛根湯發之陽明少陽合病下利裡症居多故以大承氣湯攻之太陽少陽合病下利半表半裡居多故以

黃芩湯和之若非合病則桂枝湯麻黃湯分主太陽之表五苓散抵當湯分主太陽之裡葛根湯主陽明之表三承氣湯主陽明之裡小柴胡湯主少陽之表大柴胡湯主少陽之裡是各有當司也

張兼善曰凡合病皆下利各從外證以別也夫太陽病頭項痛腰脊强陽明病目痛鼻乾不得眠少陽病胸脇痛耳聾凡遇兩經病證齊見而下利者曰合病也然兩經但各見一二症便是不必悉具

林瀾曰此節是三證在内大承氣祇治得脈

滑而數有宿食之證非並治上兩證也其脉不負者雖下利而脉未至純弦也不言治法陶華謂當以小柴胡加葛根白芍治之取效如拾芥是也負者脉純弦也土敗但見鬼賊之脉不必治矣蓋雖同是陽明之合病而有入經在府之殊安可以在經之際概歸之承氣乎

徐大椿曰少陽屬木脉當弦緊陽明屬土脉當洪緩若少陽脉勝為負陽明脉勝為不負也厥陰篇云少陰負趺陽者為順也少陰屬水趺陽屬土土能勝水則胃氣尚强故為順

即此意但彼處乃手足厥冷之利故屬少陰此則屬少陽爲異耳滑數則陽明之脉獨見而過盛此爲實邪故知有宿食宜大承氣湯

舒詔曰陽明少陽合病乃寒熱口苦與鼻乾目痛不眠等證同時均發兼下利者脾虛裡有寒也法當用葛根柴胡以解兩經之表人參白朮附子乾姜以溫其裡縱有宿食亦止宜山查砂仁溫以化之大承氣湯斷不可用也豈有下利而反用大下之理乎

此條傷寒論輯義第弍百六十二條陽明篇

以上合病例以下併病例

三百二 四

二陽併病。太陽初得病時。發其汗。汗先出不徹。因轉陽明。續自微汗出。不惡寒。若太陽病證不罷者。不可下。下之為逆。如此可小發汗。設面色緣緣正赤者。陽氣怫鬱在表。當解之薰之。若發汗不徹。不足言陽氣怫鬱不得越。當汗不汗。其人躁煩。不知痛處。乍在腹中。乍在四肢。按之不可得。其人短氣。但坐。以汗出不徹故也。更發其汗則愈。何以知汗出不徹。以脈濇故知也。

金鑑曰。當解之下。熏之二字。當是以汗二字。始與上下文義相屬。△一經未罷。又傳一經同病。而後歸併一經自病者。名曰併病。二陽者太陽陽明也太陽初得病時發汗汗出不徹未盡之邪因而轉屬陽明若續自微微汗出不惡寒反惡熱始為陽明可下之證若不微微汗出而惡寒者則是太陽之表猶未罷不可下也下之為逆矣如已經發汗尚有未盡之表宜仍與麻桂各半湯或桂枝二越婢一湯小小發汗以和其表自可解也緣緣接連不已也正赤不雜他色也謂滿面接連赤色不已也此由於汗出不徹故陽氣怫鬱不得宣越所以其人煩躁短氣脈濇不知痛處乍在腹中乍在四肢求之而不可得也是皆

邪氣壅盛於經漫無出路但坐以汗出不徹之故耳當更用大青龍湯或葛根湯發其汗則愈矣△按面赤一証勞損顴紅發於午後者胃蒸陰虛也格陽浮赤兼厥利脉微者陽虛也赤色深重潮熱便硬裡實也赤色淺淡惡寒無汗表實也短氣脉濇內因多氣血虛若外因短氣必氣粗是汗出不徹邪氣壅促胸中不能布息之短氣非過汗傷氣氣乏不足續息之短氣也外因脉濇必有力是汗不解邪氣壅滯榮衛不能流通之脉濇非過汗傷液液少不滋脉道之脉濇也

王肯堂曰因病太陽故當汗因病陽明故當小汗先字最有次第乃仲景之樞機也下之以大小承氣汗之以麻黃等湯

程郊倩曰太陽既轉屬陽明宜從陽明治矣然恐傳遞之處表邪去尚未盡裡邪乘其未深兩邪相持而前後互見是曰併病縱使表少裡多終是帶表之陽明也太陽不應有腹痛以邪無出路意欲內攻故乍在仍不知其處

林瀾曰汗不徹者脉必濇非再汗邪奚自去乎是知未汗則為併病已汗即為轉屬陽明

未汗則為陽明怫鬱在表已汗則為汗出不徹汗不徹者必更汗之轉屬者必下除之未汗者可小發汗怫鬱者可解之以汗邪由不同為病自不同故施治亦不同耳

方有執曰太陽初得病時至不惡寒是原致併之因濇為血虛血虛者汗出過多也所以轉屬陽明也

此條傷寒論輯義第五十一條太陽篇

二陽併病太陽證罷但發潮熱手足漐漐汗出大便难而讝語者下之則愈宜大承氣湯

金鑑曰二陽併病太陽陽明同病也太陽證

罷盡歸併於陽明所以但發潮熱手足漐漐

汗出大便難而譫語也是皆陽明胃實之證

故下之則愈宜大承氣湯

喻昌曰併病二條皆是太陽陽明上條初入陽

明太陽之邪未徹故仍宜汗之此條已入陽

明太陽證罷而盡歸併陽明故宜下之

程知曰併病者一經證多一經證少有歸併

之勢也太陽證罷而歸併陽明但手足漐漐

汗出是大便已鞕也與大承氣湯以下胃熱

可也

徐大椿曰同起者為合病一經未罷一經又

病者為併病以上皆陽明現症
章楠曰太陽證罷者無頭痛項强惡寒等證也潮熱者申酉間陽明經氣旺時發熱如潮之應時而來也四肢稟氣於胃熱蒸水穀之氣化汗出於手足漐漐者滲泄不已也津液外泄則腸胃枯燥而大便難熱壅神昏而譫語為陽明實熱入腑之證也故宜大承氣湯下之則愈此教人與上條之不可下者對勘以明之也
周揚俊曰按此即上條之證而已歸胃府外證悉罷下證悉見當急去其邪結然陽明例

中已三令五申矣

尤在涇曰此太陽併於陽明之證然併病有併而未罷之證雖入陽明未離太陽則可汗而不可下如本篇第三十九條之證是也此條爲併而已罷之證雖曰併病實爲陽明故可下而不可汗潮熱手足漐漐汗出大便難譫語皆胃實之徵故曰下之則愈宜大承氣湯

柯琴曰太陽證罷是全屬陽明矣先揭二陽併病者見未罷時便有可下之症今太陽一罷則種種皆下證矣

三百四 四

此條傷寒論輯義第二百廿九條陽明篇

太陽病桂枝證醫反下之利遂不止脉促者表未解也喘而汗出者葛根黄芩黄連湯主之

金鑑曰此言協熱利之脉促者以別其治也太陽病桂枝證宜以桂枝解肌而醫反下之利遂不止者是誤下遂協表熱陷入而利不止也若表未解而脉緩無力即有下利而喘之裡證法當從桂枝人參湯以治利或從桂枝加杏子厚朴湯以治喘矣今下利不止脉促有力汗出而喘表雖未解而不惡寒是熱已陷陽明即有桂枝之表亦當從葛根黄芩

黄連湯主治也方中四德葛根以為君芩連甘草為之佐其意專解陽明之肌表兼清胃中之裡熱中兼解表裡法也若脉沉遲或脉微弱則為裡寒且虚又當用理中湯加桂枝矣於此可見上條之協熱利利不止心下痞鞕表裡不解者脉不微弱必沉遲也乙按協熱利二証以脉之陰陽分虚實主治固當矣然不可不辨其下利之黏穢鴨溏小便或白或赤脉之有力無力也

成無己曰病有汗出而喘者謂自汗出而喘也是邪氣外盛所致若喘而汗出者謂因喘

而汗出也是裡熱氣逆所致故與葛根黃芩黃連湯散表邪除裡熱也

方有執曰利與上條同而上條用理中者以痞鞕脈弱屬寒也此用芩連者以喘汗脈促屬熱也

喻昌曰太陽病原無下法當用桂枝解外醫反下之則邪熱之在太陽者未傳陽明之表已入陽明之裡所以其脈促急其汗外越其汗外越其熱上奔則喘下奔則泄故舍桂枝而葛根以專主陽明之表加芩連以清裡熱則不治喘而喘止不治利而利止此又太陽

陽明兩解表裡之變法也

汪琥曰誤下虛其腸胃爲熱所乘遂利不止此非腸胃真虛證乃胃有邪熱下通於腸而作泄也脉促者脉來數時一止復來也此爲陽獨盛之脉也脉促見陽知表未解此表乃陽明經病非猶太陽桂枝之表證也喘而汗出者亦陽明胃府裡熱氣逆所致非太陽風邪氣壅之喘亦非桂枝湯汗出之證也故當解陽明表邪清胃府裡熱也

徐大椿曰桂枝症即太陽傷風之正病也邪下陷則利時促有數意邪猶在外尚未陷入

三陰、而見沉微等象、故不用理中等法。因表未解、故用葛根、因喘汗而利、故用芩連之苦以泄之堅之。芩連甘草爲治利之主藥

此條傷寒論輯義第三十六條太陽篇

葛根黄芩黄連湯方

葛根半斤　甘草二兩　黄芩三兩

黄連三兩

右四味以水八升先煮葛根減二升內諸藥煮取二升去滓分溫再服

金鑑引柯琴曰、外熱不除是表不解、下利不止是裡未和、誤下致利病因則同一則脈微

弱心下痞鞕是脉不足而證有餘也一則脉促而喘反汗自出是脉有餘而證不足也表裡虛實當從脉辯况弱脉見于數下後則痞鞕為虛更可知也故用理中之辛甘溫補止下利化痞鞕又加桂枝以解表先煮四味後内桂枝和中之力饒而解肌之氣銳是於兩解中寓權宜法也桂枝證本脉緩誤下後而反促陽氣内陷邪蒸於外故汗出也熱暴於内火逆上衝故為喘也暴注下廹故為利也故君清輕升發之葛根以解肌而止利佐苦寒清肅之芩連以止汗而定喘又加甘草以

和中先煮葛根後內諸藥解肌之力純而清中之氣銳又與補中逐邪者殊法矣

呂震名曰此桂枝證誤下救逆之法非葛根湯之變制也夫誤下致利亦有陽盛陽虛之別但下利脉不應促而反促者此屬表未解之診也邪束於表陽擾于內喘而汗出乃表裡俱熱之象則治表不宜用桂枝而當改葛根以解表治裡不宜用理中而反取芩連以清裡矣

太陽與少陽併病頭項强痛或眩冒時如結胸心下痞鞕者當刺大椎第一間肺俞肝俞慎不

可發汗發汗則讝語脉弦五六日讝語不止當刺期門

金鑑曰太陽與少陽併病故見頭項强痛或眩冒時如結胸心下痞鞕之證而曰或曰時如者謂兩陽歸併未定之病狀也病狀未定不可以藥當刺肺俞以瀉太陽以太陽與肺通也當刺肝俞以瀉少陽以肝與胆合也故刺而俟之以待機也茍不知此而以頭項强痛爲太陽之邪目眩胸滿爲少陽之邪發其汗兩陽之邪乘燥入胃則發讝語設脉長大則猶爲順可以下之今脉不大而弦五六日

譫語不止是土病而見木脉也名曰負負者尅賊也慎不可下當刺期門以直瀉其肝可也

方有执曰併猶合也彼此相兼合而有輕重多寡之不同謂之併蓋少陽間膈陽明去太陽遠故但兼併也

喻昌曰少陽之脉絡脇肋間併太陽之邪則與結胸證似是而實非也肝與胆合刺肝俞所以瀉胆也膀胱不與肺合然肺主氣刺肺俞以通其氣斯膀胱之氣化行而邪自不能留矣發汗則譫語與合病木盛尅土之意同

脉独亦即合病内少陽勝而陽明負之互詞刺期門以瀉木邪之盛也

林瀾曰大椎即百勞穴一椎上陷中主瀉胸中諸熱氣第一間疑即商陽在手食指内側主胸中氣滿熱病汗不出肝俞在九椎下肺俞在三椎下各去脊中二寸二穴並主瀉五藏之熱期门在乳根二肋端主傷寒胸中煩熱過經汗不出

章楠曰太陽與少陽經脉不接若層次淺深又隔陽明一層其併病者兩經先後并受外邪也内經言邪中於項則下太陽邪中於頰

則下少陽是也故頭項强痛者太陽也或眩冒或有時如結胸心下痞鞕者少陽也少陽禁汗吐下太陽又不能用小柴胡和解以是兩凝而刺肺俞肝俞者以肺與太陽同合於皮毛而肝胆相表裡氣脉相通故刺之則太陽少陽之邪俱解此為權宜之妙法也如發其汗則太陽之氣升散少陽之邪不解反使肝風暴熾則發讝語而脉弦弦者肝氣逆也此條頭項强痛邪在太陽之表心下痞鞕邪在少陽之裡相處甚遠故难用藥而刺之以分治兩経之邪如不諳刺法者當於麻桂柴

三百四六

胡方中權宜裁制使兩徑之邪消解始為盡
善

此條傷寒論輯義第一百五十一條太陽篇

太陽少陽併病心下鞕頸項强而眩者當刺大
椎肺俞肝俞慎勿下之

金鑑曰此承上條戒不可下之義也太陽少
陽併病心下鞕而眩者少陽也頸項强者太
陽也當刺肺俞肝俞以瀉太陽少陽之邪慎
不可下也若以心下鞕而誤下之必變逆候
矣

成無已曰慎勿下之攻少陽之邪太陽之邪

乘虛入裡必作結胸經曰太陽少陽併病而反下之成結胸

程知曰上言不可汗此言不可下恐其譫語不可下恐其結胸也

程郊倩曰此併病心下鞕居首頸項强而眩次之似尚可下不知少陽三法有禁祇可刺而愼勿下也

汪琥曰大椎一穴實合太少而齊瀉諸家註皆不明用針之理竟置大椎而不論大謬之極

方有執曰太少併病五合之表裡俱傷而邪

無定聚汗則偏損表下則偏虛裡所以兩皆不可也

此條傷寒論輯義第一百八十條太陽下篇

太陽少陽併病而反下之成結胸心下鞕下利不止水漿不下其人心煩

金鑑曰此承上條而言誤下之變也太陽少陽併病不刺肺俞肝俞而反下之兩陽之邪乘虛陷裡則時如結胸竟成結胸矣心下鞕變為下利不止水漿不入矣上不入而下常出則中空無物其人心煩忙亂而變成壞證雖有前條刺法亦無所用矣

程知曰此二陽併病誤下之変也太陽表邪乘虛入裡則為結胸心下鞕少陽半表半裡之邪乘虛入裡則為下利不止上下俱病而陽明之居中者遂至水漿不入而心煩也

喻昌曰併病即不誤用汗下已如結胸心下痞鞕矣況又誤下乎故比太陽一經誤下之変始有甚焉其人心煩似不了之語然經謂結胸證具躁煩者死意此亦謂其人心煩者死乎

汪琥曰太陽病在經者不可下少陽病下亦在所當禁故以下之為反也

三百八四

此條傷寒論輯義第一百五十九條太陽下篇

傷寒腹滿讝語寸口脉浮而緊此肝乘脾也名曰縱刺期门

金鑑曰傷寒脉浮緊太陽表寒証也腹滿讝語太陰陽明裡熱也欲從太陽而發汗則有太陰陽明之裡欲從太陰陽明而下之又有太陽之表主治誠為兩難故不藥而用刺法也雖然太陰論中太陽表不解太陰腹滿痛而用桂枝加大黄湯亦可法也此肝乘脾名曰縱刺期门與上文義不屬似有遺误

章楠曰腹滿譫語陽明之裡證也脉浮而緊太陽之表脉也脉證不合必當求其故矣此由肝邪犯脾而腹滿必無潮熱手足漐漐汗出等陽明之實証也其腹雖滿按之必不實痛大便或亦不堅當刺期門以泄肝邪再解傷寒之表邪也此證辨在幾微蓋肝風內熾即發譫語不獨胃實方有譫語也如或不辨認作胃實而用下法木既尅土下之表邪內陷必死不可救矣名曰縱者以脾土本受木制而木邪放縱無忌也

此條輯義第一百十五條太陽中篇

傷寒發熱嗇嗇惡寒大渴欲飲水其腹必滿自汗出小便利其病欲解此肝乘肺也名曰橫刺期門

金鑑曰傷寒發熱嗇嗇惡寒無汗之表也大渴欲飲水其腹必滿飲停之滿也若自汗出表自可解小便利滿可自除故曰其病欲解也若不汗出小便閉以小青龍湯先解其外外解已其滿不除十棗湯治之亦可愈也此肝乘肺名曰橫刺期門亦與上文不屬似有遺誤

尤在涇曰腹滿譫語裡之實也其脉當沉實

而反浮緊則非裡實乃肝邪乘脾氣窒而熱也縱直也以肝木侮脾土於理為直故曰縱發熱惡寒表有邪也其病不當有渴而反大渴則非內熱乃肝邪乘肺氣鬱而燥也以裡無熱不能消水故腹滿而汗出小便利則肺氣以行故愈橫不直也以木畏金而反乘金於理為曲故曰橫二者俱瀉肝邪則愈故刺期門肝之募也設不知而攻其實熱則誤矣此病機之变不可不審也

此條輯義第一百十六條太陽中篇　章註

謂下犯上之橫逆者曰橫肝尅肺也

三百五十

發汗多亡陽讝語者不可下與柴胡桂枝湯和其營衛以通津液後自愈此條前義不錄

金鑑曰讝語者屬陽明實熱可下之證也若發汗過多大亡氣液而發讝語者乃津枯致燥之讝語非熱甚內實之詀語不可下也裡有熱白虎湯加人參表不解與柴胡桂枝湯和其營衛以通津液後自愈也　按發汗過多亡陽詀語以無大便鞕滿痛故不可下以無身寒汗出惡寒故不可溫於此可知發太陽汗出過多致讝語者必無發熱汗出惡寒也發陽明汗出過多致譫語者必有潮熱惡

熱不大便也此則發少陽汗多致譫語者即論中少陽不可發汗發汗則譫語是也然舍小柴胡湯別無治法若祇用柴胡又恐升散非亡陽所宜故合桂枝和其榮衛通其津液自可愈也

徐大椿曰此亡陽之輕者也勿誤以為有燥屎之詀語故以為戒也桂枝湯和榮衛柴胡湯通津液深著二陽合用之功效而陽亡可復矣此小柴胡與桂枝湯併為一方乃太陽少陽合病之方

張路玉曰太陽與少陽併病不可發汗發汗

三百五一

則讝語誤汗亡陽讝語者復不可下宜桂枝柴胡以和二經營衛也

傷寒六七日發熱微惡寒肢節煩疼微嘔心下支結外證未去者柴胡桂枝湯主之

金鑑曰傷寒六七日發熱微惡寒支節煩疼微嘔心下支結者是太陽之邪傳少陽也故取桂枝之半以散太陽未盡之邪取柴胡之半以散少陽嘔結之病而不名桂枝柴胡湯者以太陽外證雖未去而病機已見於少陽裡也故以柴胡冠桂枝之上意在解少陽為主而散太陽為兼也支者側也小也支結者

即心下側之小結也

方有執曰支結四肢骨節也支結言支飲搏聚而結也發熱至微嘔太陽之表也故曰外証未去

程知曰此邪入少陽而太陽證未去者也發熱惡寒支節煩疼太陽証也乃惡寒而微但支節煩痛而不頭項强痛則太陽証亦稍减矣嘔而支結少陽証也乃嘔逆而微但結于心下之偏旁而不結于兩脇之間則少陽亦尚淺也若此者惟當以柴胡湯和解少陽而加以桂枝湯發散太陽此不易之法也

張路玉曰傷寒六七日宜傳經已徧乃發熱微惡寒肢節煩疼微嘔其邪尚在少陽之界未入於裡雖心下支節而外証未除終非結胸可疑故但用柴胡桂枝使太陽之邪仍從太陽而解邪去而支飲自開矣

尤在涇曰發熱微惡寒支節煩疼邪在肌表所謂外證未去也傷寒邪欲入裡而正不容則嘔微嘔者邪入未多也支結者偏結一處不正中也與心下鞕滿不同此雖表解猶不可攻況外证未去者耶故以柴胡桂枝合劑外解表邪內除支結乃七表三裡之法也

章楠曰標傷寒者雖徑六七日必仍無汗脉緊也發熱微惡寒肢節煩疼則太陽未解微嘔心下支結則少陽證現也少陽禁汗故雖傷寒不能從麻黃例主以柴胡桂枝從少陽以達太陽蓋少陽為樞太陽為開轉其機樞而使開泄外解也

此條傷寒篇輯義第一百五十五條太陽下篇

柴胡桂枝湯方

桂枝一兩半　黃芩一兩半　人參一兩半

甘草炙一兩　半夏二合半　芍藥一兩半

大棗六枚　生姜一兩　柴胡四兩

右九味，以水七升，煮取三升，去滓，溫服一升。本云人參湯，作如桂枝法，加半夏、柴胡、黄芩，復如柴胡法，今用人參作半劑。

柯琴曰：仲景書中最重柴、桂二方，以桂枝解太陽肌表，又可以調諸經之肌表；小柴胡解少陽半表半裡，亦可以和三陽之半表。故於六經病外獨有桂枝證、柴胡證之稱，見二方之任重，不拘於經也。如陽浮陰弱條，是仲景自為桂枝證之註釋。桂枝有壞病，柴胡亦有壞病；桂枝有疑似證，柴胡亦有疑似證。脚攣

急與胸中痞鞕者及病似柴胡證本渴而飲
水嘔與但欲嘔胸中痛者是已此條言傷寒
六日寒熱當退之時反見發熱惡寒諸表證
更見心下支結諸裡證表裡不解法當表裡
双解之矣然惡寒微則發熱亦微可知支節
煩痛則一身骨節不疼可知微嘔心下亦微
結故謂之支結是表證雖不去而已輕裡證
雖已見而未甚故取桂枝之半以散太陽未
盡之邪取柴胡之半以散少陽微結之證口
不渴身有微熱者法當去人參以六七日邪
雖未解而正已虛故仍用之外證雖在而病

機已見於裡故方以柴胡冠桂枝之上為双解兩陽之輕剤也

呂震名曰此合桂枝小柴胡二方而各取其半用以和解太陽少陽各半之邪搜支結者结而不痛與結胸殊不可攻下只宜和解此方之義和營衛以通津液仲景已自註明白故發汗多亡陽讝語者亦用此方以復陽和陰今人誤用此湯以發汗豈非大謬

章楠曰此方亦為開達驅邪之法世俗反畏人參之補而去之乃失其功用而中虛之人邪不能外出必致内陷而致危是皆不明表

三百五二

裡證治故也、凡表裡相兼之証最多、而有陰陽虛實之異、仲景諸法備具、苟能悟其義理即可隨宜而施、自能取效

傷寒五六日、已發汗而復下之、胸脇滿微結、小便不利、渴而不嘔、但頭汗出、往來寒熱、心煩者此為未解也、柴胡桂枝乾姜湯主之、初服微煩復服汗出便愈

金鑑曰、傷寒五六日、已發其汗、表未解、而復下之、若邪陷入陽明之裡、則必作結胸痞鞕協熱下利等證、今邪陷入少陽之裡、故令胸脇滿微結也、小便不利、渴而不嘔者、非停水

之故乃汗下損其津液也論中有身無汗獨頭汗出發熱不惡寒心煩者乃陽明表熱鬱而不得外越之頭汗也今但頭汗出往來寒熱心煩者無陽明證知為少陽表熱鬱而不和上蒸之頭汗也此為少陽表裡未解之症故主柴胡桂枝乾姜湯以專解半表之邪兼散半裡之結也

林瀾曰五六日已經汗下之後則邪當解今胸脇滿微結寒熱心煩者是邪猶在半表半裡之間也小便不利而渴乃汗下後亡津液內燥也若有熱飲其人必嘔今渴而不嘔知

知

非飲熱也傷寒汗出則和今但頭汗出餘處無汗者津液不足而未知也與柴胡桂枝干姜湯以解表裡而復津液也

汪琥曰傷寒頭汗出者乃陽鬱于表非陽虛於上也

尤在涇曰汗下之後胸脇滿微結者邪聚于上也小便不利渴而不嘔者熱勝於內也傷寒汗出周身漐漐人靜不煩者為已解但頭汗出而身無汗往來寒熱心煩者為未欲解夫邪聚於上熱勝於內而表復不解是必合表裡以為治柴胡桂枝以解在外之邪乾姜

牡蠣以散胸中之結括蔞根黃芩除心煩而
解熱渴炙甘草佐柴胡桂枝以發散合芩括
蔞姜蠣以和裡為三表七裡之法也
章楠曰胸脇滿微結餘邪在少陽也身無汗
但頭汗出邪熱上蒸也以柴胡轉少陽之樞
桂枝通營乾姜黃芩調其陰陽括蔞滋津液
牡蠣鎮肝合姜桂消胸脇之痞滿而以甘草
和中因其邪正錯雜清濁混淆故初服則藥
病相格而微煩復服則表裡氣通汗出而愈
傷寒論輯義第一百五十六條 太陽下篇

柴胡桂枝乾姜湯方

柴胡半斤　乾姜二兩　牡蠣弍兩

桂枝三兩　黃芩三兩　甘草炙弍兩

栝樓根四兩

右七味以水一斗二升煮取六升去滓再煎取三升溫服一升日三服初服微煩復服汗出便愈

金鑑曰少陽表裡未解故以柴胡桂枝合劑而主之即小柴胡湯之變法也去人參者因其正氣不虛減半夏者以其不嘔恐助燥也加天花粉以其能止渴兼生津液也倍柴胡加桂枝以主少陽之表加牡蠣以耎少陽之

結乾姜佐桂枝以散往來之寒黄芩佐柴胡以除往来之熱且可制乾姜不益心煩也諸藥寒温不一必需甘草以和之初服微煩藥力不及復服汗出即愈者可知此證非汗出不解也

呂震名曰此方全是小柴胡加減法柯氏曰心煩不嘔而渴故去參夏加栝蔞根胸脇滿而微結故去棗加牡蠣小便雖不利而心下不悸故不去黄芩不加茯苓雖渴而表未解故不參而加桂枝並以乾姜易生姜散胸脇之滿結也可見小柴胡加減之法也

三百五三

陽明病發潮熱大便溏小便自可胸脇滿不去者小柴胡湯主之

金鑑曰陽明病發潮熱當大便鞕小便數也今大便溏小便如常非陽明入腑之潮熱可知矣況有脇胸滿不去之少陽证乎故不從陽明治而從少陽與小柴胡湯主之也

王肯堂曰陽明爲病胃家實也今便溏而言陽明病者謂有陽明外證身熱汗出不惡寒反惡熱也

程郊倩曰如得陽明病而發潮熱似乎胃實之徵矣但胃實必大便鞕而小便數今大便

溏小便自可是熱非入府之熱也再以胸脇微之則主以小柴胡湯無疑矣

徐大椿曰陽明潮熱乃當下之症因大便小便自可則裡證未具又胸脇當滿則邪留少陽無疑用小柴胡湯和解之

尤在涇曰潮熱者胃實也胃實則大便硬乃大便溏小便自可胸脇滿不去知其邪不在于陽明之府而入于少陽之經由胃實而腸虛是以邪不得聚而復傳也是宜小柴胡以解少陽邪氣

章楠曰潮熱為陽明之本証也大便溏裡無

三百五

熱也小便自可三焦通也胸脇滿不去則兼少陽之邪邪在兩經連界之地故主小柴胡和解以轉其樞為最善也凡小便利否如太陽病則屬膀胱以膀胱為太陽之府也陽明病則屬三焦以陽明主中焦中焦病則三焦俱病經言三焦者水道出焉屬膀胱是三焦為膀胱之上司也如五苓散一方宣通三焦氣化之法也是謂三焦之氣化小便方能利也

此條傷寒論輯義第二百三十六條陽明篇

陽明病脇下鞕滿不大便而嘔舌上白胎者可

與小柴胡湯上焦得通津液得下胃氣因和身濈然汗出而解

金鑑曰陽明病不大便脇下鞕滿而嘔是陽明傳少陽病也若舌上黄胎濇者為陽明之熱未盡則當與大柴胡湯兩解之今舌上白胎滑者是已傳少陽故可與小柴胡湯和解之俾上焦得通則嘔可止津液得下則便可通胃氣因和而鞕滿除則身必濈然汗出而解矣

程知曰此言陽明兼少陽宜用小柴胡也不但大便溏為胃未實即使不大便而嘔亦為

邪未入裡鞕滿在脇而不在腹舌胎白而不黄皆少陽之見證多故當從小柴胡分觧陰陽則上下通和濈然汗出而表裡之邪為之一撤矣

程應旄曰脇下鞕滿不大便而嘔是大柴胡湯證也其用小柴胡湯者以舌上白胎猶帶表寒故也若胎不滑而濇則所謂舌上乾燥而煩欲飲水數升裡熱已耗及津液此湯不可主矣又曰上焦得通照脇下鞕滿言津液得下照舌胎與嘔言胃氣因和照不大便言上條陽明病從潮熱上見此條陽明病從

不大便上見

張路玉曰此亦陽明少陽併病不大便濟為胃未實即使不大便而見脇下鞕滿嘔與舌胎之證則少陽為多亦當從小柴胡分解陰陽也又曰上焦得通津液得下八字關係病機最切風寒之邪協津液而上聚膈中為喘為嘔為水逆為結胸常十居六七是風寒不解則津液不得下倘誤行發散不惟津液不下且增上逆之勢愈無退息之期矣

徐大椿曰邪未結於陽明故舌胎白雖不大便不可下此要訣也按少陽之外為太陽裡

為陽明而少陽居其間故少陽之症有兼太陽者有兼陽明者內中見少陽一症即可用小柴胡湯必能兩顧得效仲景所以獨重小柴胡湯也

尤在涇曰此亦陽明傳入少陽之症脇下鞕滿而嘔舌上胎白皆少陽經病見證雖不大便不可攻之亦宜小柴胡和解少陽邪氣而已夫脇下滿痛而嘔則邪方上壅而津液不得下行與小柴胡和散其邪則上焦得通而脇不滿鞕矣津液得下而嘔不作矣氣通津下胃氣因和便從裡出汗出表出而邪自渙然

水釋矣是以胃中鞕滿不大便而無少陽症
者可攻其有少陽症者可攻其有少陽症者
雖不大便亦不可攻而可和也
方有執曰上焦通鞕滿開也津液下大便行
也百体皆受氣於胃故胃和則身和汗出而
病解
章楠曰言陽明病者必有脉大潮熱等症也
脇痛鞕滿邪及少陽中氣阻逆濁壅不降故
不大便而嘔舌胎白者經熱府寒表裡不和
也既標陽明病不過兼及少陽而與小柴胡
何也蓋邪在經必使汗解而少陽為樞陽明

為圖治其閉邪必难達不及轉其樞之靈迅其樞既轉故上焦得通津液得下胃氣因和自然汗出而解表裡通調大便亦可出矣

此條傷寒論輯義第二百三十七條陽明篇

以上併病例

◎辨藏結證篇大意

藏結與結胸皆下後邪氣乘虛入裡所致熱多與陽明相结為结胸寒多與陰相结為藏結故所現脉證皆為陰象舌上胎滑則上焦亦寒全無陽象故曰難治曰不可攻然猶有治法至素有痞疾則中氣已傷連及脇旁少

腹并入陰經則上下俱病陰極陽竭不死何待 徐大椿

結胸藏結之所因而於藏結之中復又推言痞結以見痞之同發於陰而不與藏結同者藏結結于下而痞結結于上也結下者感下焦陰寒之氣結上者感君上焦火之化也 錢塘

病人素有痞氣再加傷寒與宿積相合致真藏之氣閉塞不開亦名藏結切不可下只宜小柴胡加生姜以和表灸關元以回陽觧陰結危哉 蘇頌

藏結與結胸相似皆下後邪氣入裡與陽相

結結在胸者為結胸與陰相結結在藏者為藏結惟其陰結故藏結無陽證不往來寒熱或但寒不熱其人反靜飲食如常時時下利舌上白胎脇肋臍腹引入陰經俱痛丹田有熱胸中有寒所以难治 李梴

盧子繇言藏結舌上胎白滑滑者純陰之極不可攻也蓋舌乃心之苗紅赤是正色胎白而滑如物入水中色刹而白也接藏結一證仲景言舌上白胎滑者難治又謂不可攻而委之不救也俞嘉言曾舉黄連湯余嘗用連理湯治之亦有能食自利腹脹急者用備急

丸有腹痛引脇下不可按者用附子瀉心湯有素有痞積痛引陰筋者用四逆湯加萸桂等往往獲效責在臨證活法耳諸論

金鑑曰藏结舌上白胎滑者難治前人舊註皆單指藏結而言未見明晰悞人不少蓋舌胎白滑即結胸證具亦是假實舌胎乾黄雖藏結證具每伏真熱藏結陰邪白滑為順尚可温散結胸陽邪見此為逆不堪攻下故為难治由此可知着書立論必須躬親体驗真知灼見方有濟於用若徒就紙上陳言牽强附會又何異按圖索驥耶

黄仲理曰臓結者臓氣閉結而不流布也一息不運機緘窮一毫不續穹壤判臓其可結乎急刺関元灸之

按蘊要治法與結論治法略有不同而緒論校穩貴在臨病者詳證活法要之此皆論傷寒治法也若温病而見藏結之證一有舌胎便知熱邪内伏即作用神解散大復甦飲之類清解之亦可與太極丸下之 寒温條辨

藏結小腹與臍旁牽痛以至前陰治方用人參白朮甘草附子當歸肉桂煎服名散結救藏湯 石室

三百五
五

藏結證第二

問曰病有結胸有藏結其狀何如答曰按之痛寸脉浮関脉沉名曰結胸也何謂藏結答曰如結胸狀飲食如故時時下利寸脉浮関脉小細沉緊名曰藏結舌上白胎滑者難治

金鑑曰邪結三陽名曰結胸邪結三陰名曰藏結二者皆下後邪氣乘虛入裡所致而其脉與證之狀則不同其鞕滿而按之痛結胸證也寸脉浮関脉沉結胸脉也寸浮主胸主表関沉主胃主裡是知其邪由胸表陷入胃裡而結也如結胸狀飲食如故時時下利藏

結證也寸脉浮關脉細小沉緊藏結脉也細小沉主藏結寒痛是知其邪由胸表陷入藏裡而結也藏結雖鞕滿而痛如結胸狀然結胸病屬裡壅塞必不能飲食藏結病屬裡空虛故飲食如故結胸屬實熱故鞕痛不大便而脉沉石藏結屬虛寒故鞕痛下利而脉細緊也舌上白胎滑者胸中無熱可知藏結陰邪得之為順尚可以理中輩溫之結胸陽邪得之為逆不堪攻下故難治也

成無已曰結胸者邪結在胸藏結者邪結在藏二者皆下後邪氣乘虛入裡所致邪氣入

裡與陽相結者為結胸以陽受氣於胸中故也與陰相結者為藏結以陰受之則入五藏故也氣宜通而塞故痛邪結陽分則陰氣不得上通邪結陰分則陽氣不得下通是二者皆心下硬滿寸脉浮關脉沉知邪結在陽也寸脉浮關脉小細沉緊知邪結在陰也陰結而陽不結雖心下結痛飲食亦如故陰氣乘陽虛而下故時時自下利陰得陽則解藏結得熱證多則易治舌上白胎滑者邪氣結胸中亦寒故云難治

王肯堂曰據本文曰如結胸狀則與結胸當

有分別也成註曰是二者皆心下硬痛欠穩當如結胸狀飲食如故只是按之不痛耳既結於藏而舌白胎又為胸寒外證上下俱病故难治也可灸關元穴

方有执曰此設问答以明結胸結藏之同異藏结之時時下利者陰邪结于陰藏而寒甚也以寒甚故脉小細緊此其所以不同也蓋結胸以陽邪结于陽藏结以陰邪结于陰故也

汪琥曰結胸證其人本胃中有飲食下之太早則食去不盡外邪反入結于胸中以故按

之則痛不能飲食藏結證其人胃中本無飲食下之太早則藏虛邪入與寒結于陰分所以狀如結胸按之不痛能飲食時下利也

魏荔彤曰人知此條為辨結胸非指藏結而論不知正謂藏結與痞有相類而與結胸實有不同蓋結胸陽邪也痞與藏結陰邪也痞則尚有陽浮於上藏結則上下俱無陽是皆誤下誤吐之過也

章楠曰誤下而表邪內陷成結胸故按之痛寸脉浮關脉沉其邪猶在經府之間也藏結者邪與痰血瘀結在藏亦如結胸狀而按之

痛其府無邪故飲食如常也腎為胃関脾主運化藏傷而輸化失度関門不守則時時下利関脉小細沉緊中焦絶無陽和之氣舌上胎滑者陽敗而陰濁之邪凝結故為难治也

尤在涇曰結胸者邪結胸按中之則痛藏結者邪結腸間按之亦痛如結胸者謂如結胸之按而痛也然胸高而臟下胸陽而藏陰病状雖同而所處之位則不同是以結胸不能食藏結則能食如故結胸不必下利藏結則時時下利結胸関脉沉藏結則更小細緊而其病之從表入裡則表猶未盡之故則又無

不同故結胸藏结其寸脉俱浮也舌上白胎者在裡之陽不振结入之邪已深结邪非攻不去而藏虚又不可攻故曰难治

舒詔曰前云脉浮者必結胸也脉沉緊者必欲嘔也此條脉沉緊者何以不嘔脉不浮何反結胸也且結胸高在心上不在心下通章不合仲景之法是必叔和之悮

程郊倩曰舌上白胎滑者寒水之氣浸浸乎透入心陽矣故為难治逕中散邪治其急益火之源圖其緩或亦良工之為其所难乎

又曰藏结異于冷结膀胱関元者彼得之乍

三百五
六

此得之素得之素者必因素寒再襲所以履霜之下遂成堅冰矣

柯琴曰五藏以心為主而舌為心之外候舌胎白而滑是水来尅火心火幾于熄矣故难治也

此條傷寒論輯義第一百三十六條太陽下篇

藏結無陽證不往来寒熱其人反靜舌上胎滑者不可攻也

金鑑曰藏結無三陽證不發熱無太陽也不往来寒熱無少陽也其人反靜無陽明也舌

胎滑白胸中有寒故可溫不可攻也

方有執曰胎滑本丹田有熱胸中有寒而成然丹田陰也胸中陽也熱反在陰而寒反在陽所以為不可攻也

程知曰經於藏結白胎滑者祇言難治未嘗言不可治也祇言藏結無熱舌胎滑者不可攻未嘗言藏結有熱舌胎不滑者亦不可攻也意者丹田有熱胸中有寒之證必有和解其熱溫散其寒之法俾内邪潛消外邪漸解者斯則良工之苦心乎

周揚俊曰上條以結胸辨明臟結此則專明

臓結也其人本有寒分復受寒邪凝于陰位不似陽邪之有表証可知矣并不似陽邪之有半表半裡證可知矣但寒邪内結或生陰躁而其人反靜更不似藏厥之純陰沍寒可知矣故但顯胎滑陽氣不布之狀不可用苦寒之藥妄行攻下雖仲景不言治法而温中之意瞭然目前已

章楠曰陰邪凝結在藏而無陽證不往来寒熱亦非表邪只是内傷故人反靜舌上胎滑尤爲寒邪之微也當扶陽以和氣血不可攻其結也以其元氣不勝攻藥則結不開而元

氣先亡矣

柯琴曰結胸是陽邪下陷尚有陽證見於外故脉雖沉緊有可下之理藏結是積漸凝結而為陰五藏之陽已竭也外無煩躁潮熱之陽舌無黄黑芒刺之胎雖有硬滿之症慎不可攻理中四逆輩温之尚有可生之機

舒詔曰臟結之證本氣虛寒外感皆從寒而不化熱所以表裡俱陰證以意度之當用四逆湯加半夏草果人參茯苓肉桂鹿茸之類

成無已曰藏结於法當下無陽證為表無熱不往来寒熱為半表半裡無熱其人反靜為

三百五
七

裡無熱經云舌上如胎者以丹田有熱胸中有寒以表裡皆寒故不可攻。王朝奉云可刺関元穴服小柴胡湯

尤在涇曰邪結在藏必陽氣內動或邪氣外達而後可施攻取之法若無陽證不往来寒熱則內動外達之機俱泯是以其人反靜其舌胎反滑邪氣伏而不發正氣弱而不振雖欲攻之無可攻已蓋即上文难治之端而引其説如此

此條傷寒論輯義第一百三十七條

病脇下素有痞連在臍傍痛引少腹入陰筋者

此名藏結死

金鑑曰病藏結之人若脇下素有痞連及臍傍新舊病合痛引少腹入陰筋者其邪又進厥陰乃屬藏結之死證也

程知曰宿結之邪與新結之邪交結而不解痞連臍旁脾藏結也自脇入陰筋肝藏結也三陰之藏俱結矣故主死

尤在涇曰藏結之症不特傷寒即雜病亦有之曰脇下素有痞則其病久而非暴矣曰連在臍旁痛引少腹入陰筋則其邪深而非淺矣既深且久攻之不去補之無益雖不卒死

亦無愈期矣故曰死
周揚俊曰病人素有痞氣連在臍旁此脾氣大虛而肝氣自旺總為胃家真陽大衰致胸中之氣不布肝木之榮失養三陰部分上下皆虛矣況復寒邪內乘有不痛引少腹宗筋拘急將所結之邪無由得散欲求其生得乎
章楠曰脇下痞連臍旁肝脾兩臟之痞結也痛引少腹入陰筋者邪結深而藏氣敗也陰筋肝所主肝木邪盛脾土即絕故死
柯琴曰少腹者厥陰之部兩陰交盡之處陰筋者宗筋也今人多有陰筋上冲少腹而痛

死者名曰痃氣即是此類然痛止便蘇者金匱所云入藏則死入府則愈也治之以茴香吳萸等味而痊者亦可明藏結之治法也盧氏將種種異症盡歸藏結亦好奇之過也

張璐曰按病人素有動氣在當臍上下左右則不可發汗素有痞氣在脇下連臍旁則不可攻下醫不細詢病家不明告因而貽禍者多矣

此條傷寒論輯義第一百七十六條

◎辨結胸證篇大意 并新法

傷寒下之太早則成痞鞕中風下之太早則

成結胸均爲表邪乘虛入裡鞕滿按之而痛爲結胸實邪也鞕滿按之不痛爲痞鞕虛邪也大結胸從心下至少腹硬滿而痛手不可近者宜大陷胸湯攻之小結胸微結心下按之方痛不按不疼也宜小陷胸湯開之身有微熱頭自汗出兼有是證者爲水結胸也宜大陷胸丸攻之漱水不欲嚥兼有是證者爲血結胸也血瘀不成衄解或衄未盡或婦人經來適斷皆能成之宜抵當丸或桃仁承氣湯攻之內實證實可攻也沉大脈實可攻也審其的當則用抵當桃仁承氣大陷胸湯丸

以攻之審若不內實脉浮滑或浮大是未的也乃小陷胸證不可攻也誤攻之定然凶也藏结謂狀如結胸舌胎白滑脉浮而細也若結胸通腹兩脇皆硬滿痛加之煩躁凶死可知金鑑

傷寒表證誤下實邪內陷則為結胸故當胸硬滿而痛也若未經下者非結胸也雖有胸脇痞滿只宜小柴胡加桔梗枳殼或加桂枝和之緒論

結胸有五一為邪氣結胸一為痰氣結胸一為滯氣結胸一為水氣結胸其一則誤下之

結胸也雖同一中脘痞滿而受病不同施治各異倘一混投為禍最烈學者當明辨之又曰結胸由下以致胸中大實元氣大虧不下則脹滿而死下之則元氣隨脫所謂下亦死不下亦死然於死中求活須一面攻下一面保真如黄龍湯一法人參大黄並用其意雖佳然究竟互相牽制補者不補而攻者不攻不若先服攻下之劑俟藥力已達病所隨後即服保納元氣之劑以收攝之（保真湯）人參三錢附子二錢乾河車四錢當歸三錢五味子一錢五分兔絲子八錢大棗三枚姜三片（以下皆治雜）

邪氣結胸不外因寒因熱寒氣過抑則胃陽不通故中脘痞滿四肢倦怠祛寒平胃散主之風熱内鬱則胸悶煩滿心神焦躁梔子解鬱湯主之△祛寒平胃散。炮姜五分陳皮一錢茅朮一錢厚朴一錢佩蘭一錢歸身一錢五分茯苓二錢木香五分砂仁一錢鬱金二錢佛手柑五分△梔子解鬱湯。黑山梔二錢瓜蔞仁二錢連翹二錢薄荷一錢葛根二錢蘇梗一錢五分豆豉三錢鬱金二錢淡竹葉二十張白茅根五錢

痰氣結胸當分燥濕痰隨火升壅於中脘竹

瀝滌痰湯主之。濕痰上泛，窒滯中都，香蘇二陳湯主之。△竹瀝滌痰湯。○川貝二錢，天竹黄六分，羚羊角一錢五分，桑皮二錢，瓜蔞仁四錢五，決明八錢，杏仁三錢，金福花一錢，絹包，淡竹瀝半杯，姜汁二滴，同冲服。△香蘇二陳湯。○沉香六分，蘇子二錢，橘紅一錢，半夏一錢五分，茯苓二錢，枳殼一錢，厚朴一錢，杏仁三錢，鬱金二錢，米仁四錢，姜汁兩小匙，冲服。

滯氣結胸症，有緩急，治分輕重，古人成法具在，披症用藥，尤宜謹慎。壯熱神昏，譫語胸滿拒按舌焦黑起刺脉實有力此為大結胸大承氣湯下之發熱譫語便硬胸痞拒按舌焦黄脉實有力此為小結胸小承氣湯主之結胸痞滿按之則痛脉来浮滑者小陷胸湯主之水結胸心下至少腹硬滿痛不可近或潮熱或無大熱但頭微汗出脉沉名水結胸大陷胸湯主之按此藥過于峻猛萬不可輕投予自制決壅順流湯頗能於平穩中取效用大黄木通瓜蔞仁厚朴青皮枳實瞿麥車前子水煎服以上費伯雄

一切結胸等症先用枳桔以寛其氣外用姜

渣搽熨法甚良　葉桂

傷寒變為結胸者以傷寒火邪正熾急于飲食胃中得食茹而不出他藏因胃中有食鮮赴而爭其勢猖狂必當以變法治之急用瓜蔞一枚槌碎入甘草一錢同煎服夫瓜蔞乃陷胸之勝物平人服之必至心如遺落然惟食結在胸非硝黃枳朴梹榔等可祛必得瓜蔞能陷之迅尤恐其過于下迅可加甘草留之使不至十分推蕩　石室

結胸症治之辨凡心腹脹滿硬痛而手不可近者方是結胸若但滿不痛者此為痞滿非

結胸也。凡痞滿之症，乃表邪傳至胸中，未入於府，此其將入未入，猶兼乎表，是即半表半裡之症，只宜以小柴胡之屬加枳殼之類治之，或以本方對小陷胸湯亦妙。今余製新方有柴陳煎、一柴胡飲之類，皆可擇而用之也。不因誤下而自結聚于胸者也。治法總當以痞滿諸門酌其輕重，從乎緩治為當，再用外罨法以解散胸中實邪，取效尤捷。景岳

若飲食在胃，未當下而早下之，胸膈高起，手不可近，此食因寒凝而成結胸，宜理中加枳實、厚朴之類，溫胃和中，不可進寒涼。與旨

温病欝熱内攻火性上炎即心胸結痞脉洪滑数或沉伏自是熱實結胸痞氣特患下之不早也非大小陷胸或陥胸承氣加味涼膈等方下之不爲功凡結胸不問寒熱遲早便用罨法生姜葱白各等分生蘿蔔加倍如無以子代之三味共擣一處炒熱白布包作餅罨胸前結痛處此法須分二包冷則輪換無不即時開通但不宜太熱恐炮烙難受也更以温手順下揉之自無不愈並治一切痞滿脹痛真妙法也寒温

按之鞕痛者爲結胸鞕而不痛者爲痞氣不

三百五八

鞕不痛心下滿悶為支結結胸最重痞次之支結又次之 汪昂

結胸證第三

病發於陽而反下之熱入因作結胸病發於陰而反下之因作痞所以成結胸者以下之太早故也

金鑑曰此總釋結胸與痞鞕之因也中風陽邪故曰病發於陽也不汗而反下之熱邪乘虛陷入因作結胸傷寒陰邪故曰病發於陰也不汗而反下熱邪乘虛陷入因作痞鞕所以成結胸與痞滿者以表未解而下之太早

故也病發於陰不言熱入者省文耳然病發於陽而誤下者未嘗無痞鞕病發於陰而誤下之亦時成結胸良由人之氣体不同或從實化或從虛化也

張兼善曰風邪入裡則結胸寒邪入裡則為痞然此皆太陽病之所由來非別陰証陽證也

程郊倩曰下證必熱已成實故毋論裡有寒分不可下即裡熱未實亦不可下病發於陽者從發熱惡寒而來否則熱多寒少者下則表熱陷入為膻中之陽所格兩陽相搏是為

結胸蓋結胸為實邪故鞕而痛病發於陰者從無熱惡寒而來否亦寒多熱少者下則虛邪上逆亦為膻中之陽所拒陰陽互結是為痞痞為虛邪故或鞕或不鞕而總不痛然痞氣雖屬陰邪亦有表裡之分屬表者緊反入裡之謂屬裡者無陽陰稠之謂故痞證陽陷則有之無熱入也雖有乾嘔煩燥證總因陽邪之擾非實熱也以其人津液本虛也結胸則熱因陽陷而入入則熱結而實矣以其人津液素盛也痞證誤在下結胸誤在下之早

此條傷寒論輯義第一百三十八條

三百五九

太陽病脉浮而動數浮則爲風數則爲熱動則爲痛數則爲虛頭痛發熱微盗汗出而反惡寒者表未解也醫反下之動數變遲膈內拒痛胃中空虛客氣動膈短氣煩躁心中懊憹陽氣內陷心下因鞕則爲結胸大陷胸湯主之若不結胸但頭汗出餘處無汗劑頸而還小便不利身必發黄也

金鑑曰按數則爲虛句疑是衍文○太陽病脉浮而動數浮則爲風邪脉也數則爲熱邪脉也動則爲諸痛脉也頭痛發熱太陽證也熱蒸於陽陽虛則自汗出

熱蒸於陰陰虛則盜汗出陰虛當惡熱今反惡寒故知此非陰虛之盜汗乃表未解之盜汗微微而出也表未解當解表醫反下之遂使動數之熱脈變為寒遲蓋動數乃表邪欲傳因下而逆於膈中故不傳而脈亦變也表客陽邪乘胃空虛陷入胸膈而拒痛短氣不能布息煩躁心中懊憹心下因鞕從實化而為結胸矣法當以大陷胸湯主之若不從實化不成結胸但頭汗出至頸餘處無汗則熱不得越也小便不利則濕不得瀉也熱濕合化故身必發黃也

成無已曰動數者皆陽脉也當責邪在表睡而汗出者謂之盜汗為邪氣在半表半裡則不惡寒此頭痛發汗微盜汗出反惡寒者表未解也當發其汗醫反下之虛其胃氣表邪乘虛則陷邪在表則見陽脉邪在裡則見陰脉邪氣內陷動數之脉所以變遲而浮脉獨不變者以邪結胸中上焦陽結脉不得而沉也客氣者外邪乘胃中空虛入裡結於胸膈膈中拒痛者客氣動膈也金匱云短氣不足以息者實也短氣躁煩心中懊憹皆邪熱為實陽氣內陷氣不得通於膈壅於心下為硬

滿而痛成結胸也與大陷湯以下結熱
朱丹溪曰謹按太陽病在表未曾表而攻裡
可謂虛也而況所得之脈皆浮而動數乎今
得誤下動數變遲矣而又曰胃中空虛又曰
短氣躁煩虛之甚矣借曰陽氣内陷心下因
硬而可迅攻乎豈大陷胸之力緩於承氣況
已下者不可再下甯不畏其虛乎上文曰結
胸脉浮大者不可下下者死又曰結胸證悉
具煩躁者死今曰脉浮又曰煩躁大陷胸果
可用乎彼陽實下後若胃中空虛客氣動膈
心中懊憹者以梔子豉湯吐膈中之邪況太

陽失下後明有虛證乎

金鑑曰震亨所論治以梔子豉湯吐之亦是未成結胸從胸虛有熱而化者也若從胸虛有寒而化者不論已成未成結胸則又當從活人書温補法矣不可混施也

方有執曰太陽之脉本浮動數者亦傳也太陽本自汗而言微盗汗本惡寒而言反惡寒者稽久而然也膈心胸之間也拒格拒也言膈氣與邪氣相格拒而為痛也客氣邪氣也短氣促氣不能布息也懊憹心為邪亂而不甯也陽氣客氣之別名也以本外邪故曰客

氣以邪本風故曰陽氣以裡虛因而陷入故曰內陷自若不結胸句至末以變之輕者而言也

此條傷寒論輯義第一百四十二條

結胸者項亦強如柔痓狀下之則和宜大陷胸圓

金鑑曰結胸從心上至少腹鞕滿不可近則其勢甚於下者治下宜急攻之以大陷胸湯結胸上從胸上滿鞕項強如柔痓狀則其熱甚於上者治上宜緩攻之以大陷胸丸直攻胸脅之邪煮服倍蜜峻治緩行下而和之以

其病勢緩急之形既殊湯丸之製亦異也故知此項强乃結胸之項强下之則和非柔痓之項强也

成無已曰項强者為邪結胸中胸膈結滿但能仰而不能俯是項强也

程知曰項强如柔痓者胸中邪氣緊實項勢常昂有似柔痓之狀然痓病身手俱張此但項强原非痓也借此以驗胸邪十分緊逼耳

汪琥曰下之則和者言邪實去胸中和而項自舒之意若不云如柔痓恐醫人認以太陽經風寒之邪未解反疑其當用發汗之藥殊

不知項雖強表證已解裡證甚急治法宜下
也
舒詔曰按陰寒痞塞胸中身必拳跼陽邪結
聚胸中其手張揚此證不由誤下非陽虛陰
湊之結胸蓋為胃中邪結緊盛逆滿沖胸而
致項强昂然似痓張揚之驗也然痓病身手
俱張此但項強原非痓也其為逆滿所致耳
尤在涇曰痓病之狀頸項直強結胸之甚者
熱與飲結胸膈緊貫上連於項但能俯而不
能仰亦如痓病之狀也曰柔而不曰剛者以
陽氣內陷者必不能外閉而汗常自出也是

宜下其胸中結聚之實則強者得和而愈然胸中盛滿之邪固非小陷胸所能去而水熱互結之實亦非承氣所可治故與葶藶之苦甘遂之辛以破結飲而泄氣閉杏仁之辛白蜜之甘以緩下趨之勢而去上膈之邪其芒硝大黃則資其軟堅蕩實之能

徐大椿曰結胸者項亦強如柔痓狀此陷胸之外症

呂震名曰按結胸而至於項強則胸結十分緊迫濁邪布滿胸中升而上阻津液不行筋脉失養故如柔痓狀邪踞於上法當峻下但

三百一六

湯劑直趨下焦必變湯為丸煮而連滓服之
使其逗遛病所自上而下方能與邪相當而
結自解

此條傷寒論輯義第一百三十九條

結胸證其脉浮大者不可下下之則死

金鑑曰結胸證若脉大是為胃實知結熱已
實乃可下下之則愈今其脉浮大是尚在表
知熱結未實故不可下若誤下之未盡之表
邪復乘虛入裡誤而又誤結而又結病熱彌
深正氣愈虛則死矣

張兼善曰結胸為可下之証若脉浮大心下

雖結表邪尚多下之重虛其裡外邪復聚則死矣

程知曰結胸亦有不可下者宜審其脉以施治也結胸爲邪結上焦之分得寸脉浮關脉沉或沉緊則爲在裡可下也若脉浮大則邪猶在表下之是令其結而又結也故死

此條傷寒論辨義第一百四十條

大陷胸湯方

大黄六兩　芒硝一升　甘遂一錢另研

右三味以水六升先煮大黄取二升去滓內芒硝煮一兩沸內甘遂末溫服一升得快利

止後服

方有執曰上焦有高邪必陷下以平之故曰陷胸湯平邪蕩寇將軍之職也以大黄為君鹹能軟堅以芒硝為臣徹上徹下破結逐水甘遂為佐惟大實者乃為合法如挾虛或脈浮不可輕試

朱丹溪曰此證經曰胃中空虛曰短氣躁煩曰脈浮此湯不可輕用

此方傷寒論輯義在一百四十二條

大陷胸丸方

大黄半斤 葶藶子半升 芒硝半升

杏仁半斤去皮尖

右四味擣篩二味內杏仁芒硝合研如脂和散取如彈丸一枚別擣甘遂末一錢匕白蜜二合水二升煮取一升溫頓服之一宿乃下如不下更服取下為效禁如藥法

結胸證悉具煩躁者亦死

金鑑曰結胸證悉具謂鞕滿而痛結在膈之上下也悉具者謂胸之下少腹之上左右兩脇無不鞕滿而痛也較之大結胸為尤甚此時宜急下之或有生者若復遷延必至邪勝正負形氣相離煩躁不寧下亦死不下亦死

矣

方有执曰結胸證全具已主死矣而更加以煩躁即不再下亦主死也

程郊倩曰結胸證妄下不可失下亦不可失下亦不可總在適當其則去邪即所以安正也

魏荔彤曰此條乃承上條脉見浮大而言必結胸證具脉兼見浮大而加煩躁方可卜其死不然煩躁亦結胸證中之一也何遽云死耶

尤在涇曰傷寒邪欲入而煩躁者正氣與邪

三百六
三

爭也邪既結而煩躁者正氣不勝而將欲散亂也結胸證悉具謂脉沉緊心下痛按之石鞕及不大便舌上燥而渴日晡所潮熱如上文所云是也而又煩躁不寧則邪結甚深而正虛欲散或下利者是邪氣滛溢際上極下所謂病勝臟者也不死何待

此條輯義第一百四十一條

傷寒六七日結胸熱實脉沉而緊心下痛按之石鞕者大陷胸湯主之

金鑑曰傷寒表不解誤下成痞此其常也傷寒或有因誤下而成結胸者乃其變也今傷

寒六七日結胸不因誤下而成此熱實之證若脉沉緊裏實脉也心下痛按之石鞕裡實證也此為脉病皆實故以大陷胸湯主之也

汪琥曰或問脉沉緊焉知非寒實結胸答曰胸中者陽氣之所聚也邪熱當胸而結直至心下石鞕且痛則脉不但沉緊甚至有伏而不見者烏可以脉沉緊為非熱耶大抵辨結胸之法但當憑證最為有準

徐大椿曰此段申結胸之象尤明

此條輯義第一百四十三條太陽下篇

傷寒十餘日熱結在裡復往来寒熱者與大柴

三百六四

胡湯但結胸無大熱者此爲水結在胸脇也但頭微汗出者大陷胸湯主之

金鑑曰傷寒十餘日熱結在裡若胸脇滿鞕者此結胸也今不滿鞕復往來寒熱者乃少陽表裡病非結胸也當與大柴胡湯兩解之但結胸證亦有水結者水結胸不但表無大熱裡亦無大熱也有結胸狀頭微汗出者此水停於胸爲熱氣上蒸使然也故曰水結在胸脇也亦以大陷胸湯主之飲熱並攻也

方有執曰水即飲也以不實鞕故曰水結胸脇亦裡也以熱結不高故曰在裏

程知曰此言熱結于裡兼少陽者則不宜陷胸者雖無大熱猶宜大陷胸也

程應旄曰大柴胡與大陷胸皆能破結大柴胡之破結使表分無留邪大陷胸之破結使裡分無留邪

林瀾曰此言水結胸之與熱結在裡不同也十餘日邪深入府之時然熱結在裡而猶有半表半裡之邪作往來寒熱者必以大柴胡兩解之若但胸脇結滿初無大熱收歛入內者此亦不得為大柴胡證必水結胸脇也何以知之水結胸者頭汗出今但頭微汗為水

結胸明矣與大陷胸湯
徐大椿曰傷寒十餘日過經也結胸本無他物氣與水所停也但頭汗出者熱結在上也
尤在涇曰熱結在裡而復往来寒熱是謂表裡俱實不得以十餘日之久而獨治其裡也故宜大柴胡表裡兩解之法若但结胸而無大熱如口燥渴心煩等證者此為水飲结在胸脇之間所謂水结胸者是也蓋邪氣入裡必挾身中所有以為依附之地是以在腸胃則結于糟粕在胸膈則結於水飲各隨其所有而為病也水結在胸而但頭汗出者邪膈

三百六
五

於上而氣不下通也故與大陷胸湯以破飲
而散結也
此條傷寒論辯義第一百四十四條
太陽病重發汗而復下之不大便五六日舌上
燥而渴日晡所小有潮熱從心下至少腹鞕滿而
痛不可近者大陷胸湯主之
金鑑曰太陽病重發汗而復下之津液傷矣
不大便五六日胃府燥矣舌上燥渴胃中乾
也日晡潮熱胃熱盛矣從心下至少腹鞕滿
而痛不可近者謂胸腹之中上下俱鞕滿結
實大痛手不近故以大陷胸湯主之無疑也

内臺方議曰日晡所日晡所發

方有執曰此明結胸有陽明內實疑似之辨晡日加申時也小有微覺有也蓋不大便燥渴日晡潮熱從心下至少腹鞕滿而痛皆似陽明內熱惟小有潮熱不似陽明大熱之甚所以陽明必以胃家實為主而凡有一毫太陽證在皆不得入陽明例者亦以此也

程知曰太陽結胸兼陽明內實故用大陷胸湯由胸脇以及腸胃皆可蕩滌無餘若但下腸胃結熱而遺胸上痰飲則非法矣

吳人駒曰一腹之中上下邪氣皆感證之全

實者其脉常沉伏不可生疑畏惟下之而脉自漸出也

徐大椿曰已汗下而大痛如此知非有物之實邪矣前云膈內拒痛又云心下石鞕專指上焦說此云從心上至少腹鞕滿痛則上下皆痛其根總在心上而起與承氣症自殊

尤在涇曰汗下後津液重傷邪氣內結不大便五六日舌上燥而渴日晡所小有潮熱皆陽明胃熱之徵也從心下至少腹鞕滿而痛不可近則不特徵諸兆抑且顯諸形矣乃不用大承氣而用大陷胸者亦以水食互結且

雖至少腹而未離心下故也不然下證悉具下藥已行何以不臣枳朴而臣甘遂哉

張路玉曰不大便燥渴日晡潮熱少腹鞕滿證與陽明頗同但小有潮熱則不似陽明之大熱從心下至少腹手不可近則陽明又不似此大痛因是辨其為太陽結胸兼陽明內實也緣誤汗誤下重傷津液不大便而燥渴潮更加痰飲內結必用陷胸湯由胸脇以及胃腸將得蕩滌無餘若但下腸胃結熱反遺膈上痰飲則非法矣

周揚俊曰按篇中云從心上至少腹故知為

太陽結胸而非陽明內實也苟非心上則與
大承氣無疑矣

此條傷寒論輯義第一百四十五條

小結胸病正在心下按之則痛脉浮滑者小陷
胸湯主之

金鑑曰大結胸邪重熱深病從心下至少腹
鞕滿痛不可近脉沉實故宜大陷胸湯以攻
其结瀉其熱也

程郊倩曰按陷胸條曰心下痛按之石硬又
曰心下滿而硬痛此曰病正在心下則知結
胸不拘在心下與胸上祗在痛不痛上分別

故痞證亦有心下硬者但不痛耳

張錫駒曰湯有大小之別證有輕重之殊今人多以小陷胸湯治大結胸證皆致不救遂諉結胸為不可治之證不知結胸之不可治祇一二節餘皆可治者苟不体認經旨必致臨時推諉誤人性命也

魏荔彤曰小陷胸無實熱之邪但微熱而挾痰飲為患故雖結胸而不能高踞胸巔但正在心下而已不能實力作痛而已診之不沉而深惟浮而緩淺而已不能作石硬惟虛而結阻而已所以大陷胸湯不當用而另設小

陷胸湯高下堅軟輕重沉浮之間病機法治
昭然已又云痞陰邪結胸陽邪然于陽邪中
又有大小之分學者審之於凡寒熱雜合之
症無大實大熱俱宜斟酌下法勿孟浪也
徐大椿曰上不至心下不及少腹必按之方
痛非不可近手與大陷胸症迥別脉亦不若
大陷胸症之沉緊其邪未入深也
此條傷寒論輯義第一百四十六條

小陷胸湯方

黄連一兩　半夏半升　瓜蔞仁

右三味以水六升先煮栝樓取三升去滓内

諸藥煮取二升去滓分溫三服

金鑑曰黃連滌熱半夏導飲瓜蔞潤燥下行合之以滌胸膈痰熱開胸膈氣結攻雖不峻亦能突圍而入故名小陷胸湯分溫三服乃緩以治上之法也

程知曰此熱結未深者在心下不似大結胸之高在心上按之痛比手不可近為輕脉之浮滑又緩於沉緊但痰飲素盛挾熱邪而內結所以脉見浮滑也以半夏之辛散之黃連之苦瀉之瓜蔞之苦潤滌之皆所以除熱散結於胸中也先煮瓜蔞分溫三服皆以緩治

三百六 七

上之法

徐大椿曰按大承氣所下者燥屎大陷胸所下者蓄水小陷胸所下者為黄涎涎者輕於蓄水而未成水者也審病之精用藥之切如此

呂震名曰本方黄連清熱蔞半散結但開中焦之熱结勿犯下焦故曰小與大陷胸證隔天淵不能通用

此方輯義在一百四十六條

寒實結胸無熱證者與三物小陷胸湯白散亦可服

金鑑曰按無熱證之下與三物小陷胸湯是三物白散小陷胸湯四字必是傳寫之誤桔梗貝母巴豆三物其色皆白有三物白散之義溫而能攻與寒實之理相屬小陷胸湯乃瓜蔞黃連皆寒性之品豈可以治寒實結胸之證乎亦可服三字亦衍文也 又註曰結胸證身無大熱口不燥渴則為無熱實證乃寒實也與三物白散然此證脉必當沉緊若脉沉遲或證見三陰則又非寒實結胸可比當以枳實理中湯治之矣

王肯堂曰熱實結胸及寒實結胸治人書不

拘寒熱但用陷胸湯不瘥者用枳實理中丸即瘥手而愈

方有執曰寒以飲言飲本寒也又得水寒兩寒搏結而實於胸中故謂無熱證也

程知曰結胸有大小之别寒熱之異不得概用硝黄也

程重光曰水寒結實在胸則心陽被據自非細故用三物白散下寒而破結皆不得已之兵也

章楠曰寒邪入裡與陽氣鬱結多化為熱若無熱證顯現不可用大寒之藥攻下可與小

陷胸湯而曰與者教人斟酌而與因其有黄連也若白散辛温亦可服之以開結權宜而用可也

尤在涇曰寒實結胸者寒邪成實與結胸熱實者不同審無口燥渴煩等證見者當與三物白散温下之劑以散寒而除實也本文小陷胸湯及亦可服七字疑衍文蓋未有寒熱而仍用黄連瓜蔞者或久而變熱者亦可服

周揚俊曰結胸本以誤下而成曰寒實者知其人胃氣素虚寒痰膠塞則在外之邪雖入亦不能為熱證并小陷胸為滌飲之藥然黄

連之寒泄不安故轉而為白散也
徐大椿曰結胸皆係熱陷之症此云寒實乃水氣寒冷所結之痰飲也按活人書云與三物白散無小陷胸湯亦可用七字蓋小陷胸寒劑非無熱之所宜也○巴豆得熱則行得冷則止故不利進熱粥一盃利過不止進冷粥一盃
張路玉曰寒實結胸無熱證者乃寒飲結聚而無大熱也意謂小陷胸半夏栝蔞足以去其痰飲又慮黄連難祛寒實故又主白散取巴豆之辛熱破結貝母之苦寒開鬱桔梗載

之上涌為的當耳

此條傷寒論輯義第一百五十條

三物白散方

桔梗三分　巴豆一分去皮心熬黑研如脂

貝母三分

右三味為散内巴豆更於臼中杵之以白飲和服強人半錢匕羸者減之病在膈上必吐在膈下必利不利進熱粥一杯利過不止進冷粥一杯身熱皮粟不解欲引衣自覆若以水潠之洗之益令熱劫不得出當汗而不汗則煩假令汗出已腹中痛與芍藥三兩如上

法

金鑑曰是方也治寒實水結胸證極峻之葯也君以巴豆極辛極烈攻寒逐水斬關奪門所到之處無不破也佐以貝母開竅之結使以桔梗為之舟楫載巴豆摟逐胸邪悉盡無餘膈上者必吐膈下必利然惟知任毒以攻邪不量強弱鮮能善其後也故弱者減之盖巴豆性熱得熱則行得冷則止不用水而用粥者藉穀氣以保胃也

徐大椿曰古法二錢五分為一分○服半錢匕今約重三分

呂震名曰寒實成結胸恰從何辨其為寒實而可任此方之猛峻耶蓋本文明言病發於陽以冷水灌之潠之其熱被卻不得去太陽寒水之氣復與外寒相格因成寒實之證故可主以此湯無疑也經言寒實結胸無大熱者與三物小陷胸湯白散亦可服夫小陷胸之黄連與此方之巴豆寒熱天隔何能通用想三物小陷胸湯即屬白散之藥味但有為湯為散之不同此說亦是

此方輯義在第一百五十條

傷寒從新卷十一終

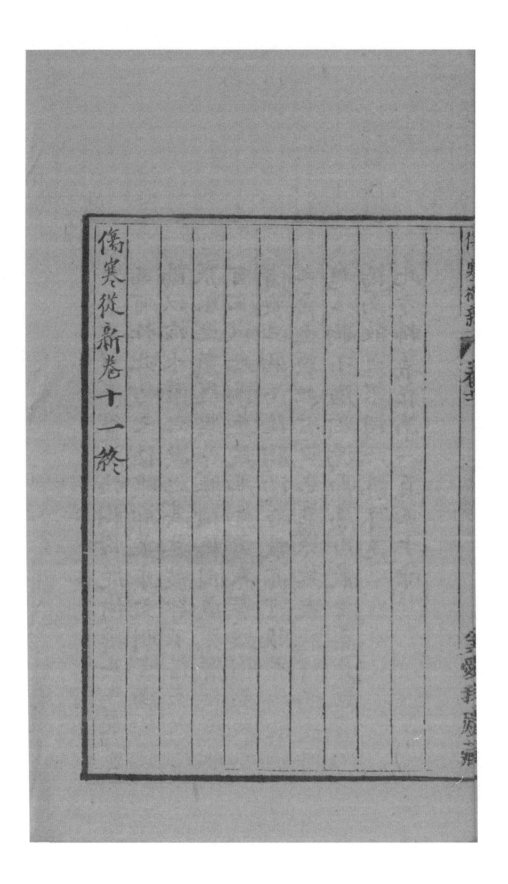

傷寒從新　十六

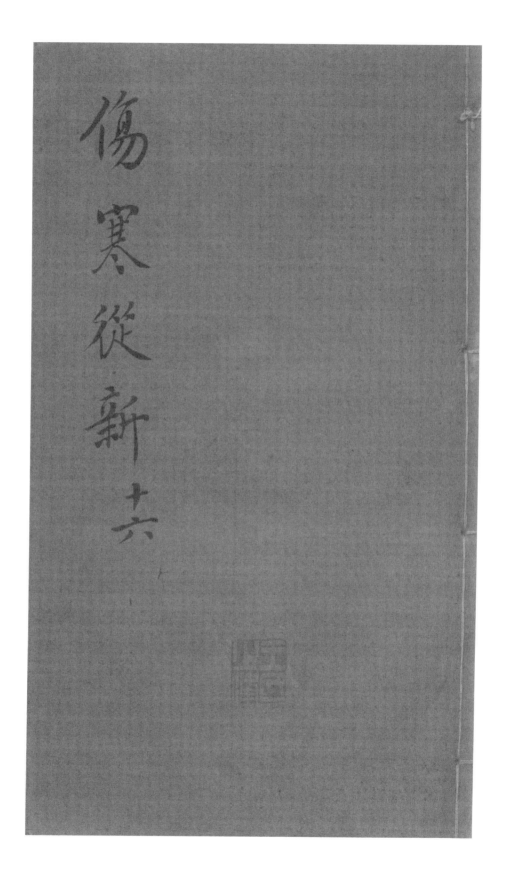

傷寒從新卷十二目錄

新安王濬　少峰輯
湖郡張謙　子菴校

漢張仲景原文

痰證第二 新法

宿食證第三 新法

動氣證第四 新法

傷寒從新卷十二目錄終

傷寒從新卷十二

漢張機原文　新安王少峰輯學
受業張子菴校字

◎辨痞滿篇大意并新法

傷寒下早則成痞鞕中風下早則成結胸此其常也然論中中風下早未嘗無痞鞕傷寒下早亦有結胸大抵從虛化者多為痞滿從實化者多結胸也陽證心下痞鞕為熱痞宜大黃黃連瀉心湯若陽證汗出惡寒為熱痞宜附子瀉心湯誤下少陽發熱而嘔心下痞滿為嘔逆痞宜半夏瀉心湯陽誤下痞鞕下

利心煩乾嘔腹中雷鳴脇下有水氣致小便不利為虛熱水氣之痞宜生姜瀉心湯若有是證脇下無水氣其痞急益甚為虛熱客氣上逆之痞宜甘草瀉心湯凡有痞者有無汗惡寒之表宜桂枝湯表解已乃可以大黃黄連瀉心湯攻痞也若有痞者與瀉心湯痞不解其人煩渴小便不利先以五苓散小便利後乃可與諸瀉心治痞也金鑑

心下痞鞕而痛者為實為結胸也鞕滿不痛者為虛為痞氣也不滿不鞕但煩滿者為支結保命集云脾不能氣行於四藏結而不散

則為痞大抵諸痞皆熱也故攻痞之藥皆寒
劑其有一加附子者是以辛熱佐其寒涼欲
令開發痞之怫鬱結滯非攻寒也先發汗或
下後陽氣虛故惡寒汗出太陽證云發汗後
惡寒者虛也此加附子恐大黃黃連損其陽
也非補虛也 準繩

氣結而不散壅而不通為結胸陷胸湯為直
達之劑而不通否而不泰為痞瀉心湯為分
解之劑瀉心者是瀉心下之邪也痞與結胸
有高下焉邪結在胸中故曰陷胸湯痞者留
邪在心下故曰瀉心湯內經曰苦先入心以

苦瀉之瀉心者必以苦為主是以黃連為君
黃芩為臣以降陽而升陰也内經曰辛走氣
辛以散之散痞者必以辛為君故以半夏乾
姜為佐以分陰而行陽也陰陽不交曰痞上
下不通曰滿欲通上下交陰陽必和其中所
謂中者脾胃也脾不足者以甘補之故用人
參甘草大棗為使以補脾而和中中氣得和
上下得通陰陽得分水升火降則痞消熱已
而大汗解矣結胸與痞俱是熱症 成氏
或謂痞證多有雜以別證而心下痞鞕者必
非半夏瀉心之所宜也予曰證候不同宜從

治療以上諸痞皆雜别證非特下早而成也仲景所以各從其宜用藥以治之若下早而作痞者但滿不痛别無外證與半夏瀉心湯以攻痞宜也 張兼善

夫痞者氣鬱不通泰也若不因下早而爲痞者或痰或食或氣爲之結也保命集曰治痞用瀉心主之各有冷熱之不同要在辨而治之如熱實而爲痞者大黄黄連瀉心湯之類也或寒多而熱少半夏瀉心等湯之類也要之瀉心非瀉心火之熱乃瀉心下之痞滿也 吳綬

痞者痞窒不通之謂以下之太早虛邪內入而為痞故胸中但滿而按之不痛也有表證未解者又當柴胡桂枝等解散然後用瀉心法也大抵胸脇痞結未經攻下而成者此或疫或食或氣凝滯而然只須小柴胡加桔枳以開豁之曾經下後此為外邪陷入而為痞結方可用陷胸瀉心法以疏導之今醫不分曾下未下見有心下脹滿便呼結胸輒與攻下之藥乃成真痞結也 路五

疫邪留於心胸令人痞滿下之痞應去今反痞者虛也以其人或因他病先虧或因新產

後氣血兩虛或禀賦嬌怯因下益虛失其健運邪氣留止故令痞滿今愈下而痞愈甚若更以行氣破氣之藥轉成壞症宜參附養榮湯若潮熱口渴脉數而痞者投之禍不旋踵也吳又可

痞滿按之痛或自痛或痞脹當用苦泄以其入腹近也舌苔或黄或濁可與小陷胸湯或瀉心湯隨證治之若白不燥或黄白相兼或灰白不渴慎不可亂投苦泄其中有外邪未解裡先結者或邪鬱未伸或素有中冷者雖有脘中痞痛宜從開泄宣通氣滯以達歸於

肺如近時世之豆蔻橘桔等輕苦微辛具流動之品可耳△濕滯如痞宜茵陳草果厚朴腹皮苓皮猪苓澤瀉陳皮之類治之可也葉桂

痞與結胸同為鞕滿之症當以痛為辨滿而硬痛為結胸為實熱宜陷胸法治之滿而不痛為痞滿為虛熱宜用瀉心法治之然結胸未甚亦以瀉心法治之足矣蓋實者為結胸虛者為痞滿而症兼參可也吳坤安

按胃居心下心下痞即胃痞也不曰瀉胃而曰瀉心恐人誤認為傳入陽明而以治陽明法治之也傷寒誤治成痞五瀉心法盡矣但

此外尚有暑濕疫食痧穢凝結成痞者亦宜兼參如胸滿心煩痞滿而喘急者熱疫內閉也宜梔子豉湯加川鬱金瓜蔞仁枳實杏仁之類開之泄之

如脘中痞悶而兼頭脹目黃脉形濡濇者此暑濕伏邪凝滯胸中也宜清疎中宫用川黄連枳實半夏厚朴鬱金草蔻滑石粉茯苓皮之類

如脘中痞悶身熱口渴舌胎白燥者此暑邪阻于氣分也宜滑石粉川鬱金枳實橘紅黄芩知母桔梗竹茹之類以清氣分之熱痞自

開矣
如脘痞滿舌胎白膩脉濡緩口不渴者此湿邪阻于氣分也法宜開泄用二陳湯去甘草加茅朮白蔻欝金枳實厚朴杏仁通草之屬以開湿結痞滿自除
若觸穢暑兼挾食滯脘中痞滿飽悶嘔惡腹中板痛亦宜清疎中宫如廣藿梗川欝金川連枳實白蔻川朴木香汁生查肉萊菔子之類主之　若穢暑挾食結於下焦二便不通胸腹脹滿痛楚难忍者非枳實大黄承氣輩不除

若暑湿之邪未清悮投補剂以致胸膈脹滿脘中痞悶硬痛襲成結胸者亦宜瀉心法治之加二陳枳實川朴川連查肉一錢萊菔子木香汁之類

若怒動肝火或怒後加餐而成痞滿或結于左脇之下舌黄口渴脉弦數或兼脇痛呑酸左金加一錢枳實之品主之以上叅指掌引葉氏新法

六淫外邪用仲景瀉心湯脾胃內傷用仲景苓姜桂枝甘草法即遵古賢治痞之以苦為泄辛甘為散其於邪傷津液者用辛苦開泄而必資酸味以助之於上焦不舒者既有枳桔

杏蔞宣降而又用梔豉除熱化腐疏暢清陽之氣是又從古人有形至無形論内化出妙用若所用保和化食白金驅痰附姜煖中參苓養胃生脉斂液總在臨證視其陰陽虛實靈機應變耳 姚亦陶

痞有義痞結成形之痞是病胸膈痞結之痞即積聚之類另立一门亦可但痞滿之痞不拘何病皆有此症 徐大椿

濬按痞滿一症在傷寒有五瀉心法在溫病有梔子豉加杏仁厚朴川鬱金之類盡之矣若夫溫熱内陷胞中亦似傷寒陷胸一

三百六八

班故単用犀角透發服之不效何不合用小陷胸湯加石菖蒲之類主之素有痞氣不在此例

痞滿證第一

傷寒汗出解之後胃中不和心下痞鞕乾噫食臭脇下有水氣腹中雷鳴下利者生姜瀉心湯主之

金鑑曰傷寒汗出表解之後餘邪轉屬陽明心下痞鞕痛不大便者必其人胃素燥熱因而成實可攻之也今其人平素胃虚兼脇下有水氣即不誤下而餘熱亦乘虚入裡以

致胃中不和穀氣不化故心下痞鞕乾噫食臭也水氣不行故腹中雷鳴下利也主之以生姜瀉心湯者其意重在散水氣之虛痞耳

喻昌曰篇中論結胸及痞之根源云胃中空虛此云胃中不和以其未經誤下而致空虛耳但言不和也然不和已足成痞胃氣所關之鉅固若此哉

程知曰此為汗後未經誤下心中痞鞕水飲摶聚者立治法也外邪雖解然必胃氣通和始得脫然無恙汗出解後胃中不和飲食摶結故心中痞鞕中焦不能消穀乾噫食臭土

弱不能制水故脇下有水氣旁流腹中雷鳴者搏擊有聲下利而清濁不分也故於瀉心湯內君生姜以散之法用再煎取其熟而和胃也

程應旄曰汗多亡陽人皆知之矣然人身之陽部分各有所主有衛外之陽爲周身營衛之主此陽虛遂有汗漏不止惡寒身疼痛之證有腎中之陽爲下焦眞元之主此陽虛遂有發熱眩悸身瞤動欲擗地之證有膻中之陽爲上焦心氣之主此陽虛遂有叉手冒心耳聾及奔豚之證有胃中之陽爲中焦水穀

化生之主此陽虛遂有腹脹滿胃中不和而成心下痞之證雖皆從發汗後所得然救誤者須觀其脉證知犯何逆以法治之不得以汗多亡陽一語混同漫及之也

柯琴曰汗出而解太陽症已罷矣胃中不和是太陽之餘邪與陰寒之水氣雜處其中故也陽邪居胃之上口故心下痞硬乾噫而食臭水邪居胃之下口故腹中雷鳴而下利也火用不宣則痞硬水用不宣則乾嘔邪熱不殺穀則食臭脇下即腹中也土虛不能制水故腸鳴此太陽寒水之氣侵于形軀之表者

已罷而入于形軀之裡者未散故病雖在胃而不屬陽明仍屬太陽寒水之變耳

章楠曰汗出表解而其入裡之邪鬱結使胃中不和心下痞鞕乾嘔食臭者嘔出宿食之氣也此因脇下素有停水而邪熱迫之腹鳴下利不因誤下所致也故以二姜芩連辛苦開洩寒熱並用和其陰陽化三焦之氣以通水道半夏止嘔參棗甘草補氣調中使水去而痞消其利亦止矣

尤在涇曰汗解之後胃中不和既不能運行真氣并不能消化飲食於是心中痞鞕干嘔

食臭金匱所謂中焦氣未和不能消穀故令人噫是也噫噯食氣也脇下有水氣腹中雷鳴下利者土德不及而水邪為殃也故以瀉心消痞加生姜以和胃也

徐大椿曰汗後而邪未盡必有留飲在心下其症甚雜而方中諸藥一一對症内中又有一藥治兩症者亦有兩藥合治一症者錯綜变化攻補兼施寒熱互用皆本内經立方諸法其藥性又有與神農本草所載無處不合學者能於此等方講求其理而推廣之則操縱在我矣凡諸瀉心法皆已汗吐下之餘疾

吳坤安曰胃藏津液發汗則津液亡故胃不和而成痞生姜能生發胃中升騰之氣故名湯佐以人參甘棗則益胃氣以生津液乾姜半夏破陰以導陽芩連瀉陽以交陰通方破滯宣陽亦瀉心之義

舒詔曰此證乃病後大腸太虛以致胸中之陽不能宣布于上則痰飲結聚而不下痞鞕脾中之陽不能健運于中則飲食不化而乾噫食臭且水邪太肆旁入脇并下走腸間摶擊有聲膀胱無陽不能化氣于下則盡注大腸而為下利法當亟驅其陰以同其陽兼以

理脾滌飲利水止泄方可奏效否則恐無生理方中芩連必不可用

此條傷寒論辯義第一百六十六條

生姜瀉心湯方

生姜四兩　甘草三兩　人參三兩

乾姜一兩　黄芩三兩　半夏半斤

黄連一兩　大棗十二枚

右八味以水一斗煮取六升去滓再煎取三升溫服一升日三服

金鑑曰名生姜瀉心湯者其義重在散水氣之痞也生姜半夏散脇下之水氣人參大棗

補中州之土亟乾姜甘草以溫裡寒黄芩黄
連以瀉痞熱備乎亟水寒熱之治胃中不和
下利之痞焉有不愈者乎

三百六九

傷寒中風醫反下之其人下利日數十行穀不
化腹中雷鳴心下痞鞕而滿乾嘔心煩不得安
醫見心下痞謂病不盡復下之其痞益甚此非
結熱但以胃中空虛客氣上逆故使鞕也甘草瀉
心湯主之

金鑑曰毋論傷寒中風表未解總不當下醫
反下之或成痞或作利今其人以誤下之故
下利日數十行水穀不化腹中雷鳴是邪乘

裡虛而利也心下痞鞕而滿乾嘔心煩不得安是邪陷胸虛而上逆也似此痞利表裡兼病法當用桂枝加人參湯兩解之醫以心下痞謂病不盡復下之其痞益甚可見此痞非熱結亦非寒結乃乘誤下中虛而邪氣上逆陽陷陰凝之痞也故以甘草瀉心湯以緩其急而和其中也

沈亮宸曰半夏瀉心甘草瀉心皆下後傷氣之過也生姜瀉心因於飲食大黃瀉心因於內熱附子瀉心因於外寒證既不同藥亦各異也

喻昌曰下利完穀腹鳴嘔煩皆誤下而胃中空虛之故也設不知此義以為結熱而復下之其痞必益甚故復以胃中虛客氣上逆昭揭病因

程郊倩曰仲景恐結熱之疑难明故特揭出胃中空虛客氣上逆之故以明其非所以用辛溫以調其陽制客氣使不得上逆用苦寒清肅徹去客熱使無阻留庶勿羈縻陰陽相和否轉為泰矣

汪琥曰其人下利日數十行則胃中之物已盡何得而不虛況醫復下之而痞益甚愈可

知其非實證矣若是實證當必曰鞕而痛不曰鞕而滿矣秪此滿字而虛實之證了然

魏荔彤曰前條因惡寒汗出陽隨汗而在表恐亡陽於外故用附子以回陽此條重在胃虛陽微於中故用甘草乾姜以益陽亦表裡分治之急務也而其固陽以為瀉邪之本則一意耳

舒詔曰誤下而致下利日數十行完穀不化脾胃虧損虛冷之極也陰氣攻衝則雷鳴陰氣搏飲則痞鞕陰氣上逆則乾嘔陰氣擾亂遍處心胸故心煩不得安其證固已重危難

治何堪復下未有不立死者也此證亟拾之極固當急投參附以救其陽畧可再用芩連立劑孤陽之根乎

尤在涇曰傷寒中風者成氏所謂傷寒或中風者是也邪盛于表而反下之為下利穀不化腹中雷鳴為心下痞鞕而滿為乾嘔心煩不得安是表邪內陷心間而復上攻下注非中氣空虛何致邪氣淫溢至此哉醫以為結熱未去而復下之是已虛而益虛也虛則氣不得化邪愈上逆而痞鞕有加矣故以瀉心消痞加甘草以益中氣也

徐大椿曰兩次誤下故用甘草以補胃而痞自除俗醫以甘草滿中為痞嘔禁用之藥蓋不知虚實之義者也

章楠曰誤下之而下利日數十行邪氣急迫穀不及化其脾胃大傷可知矣邪氣結鞕則腹鳴而心下鞕滿氣逆則嘔而心煩不安一誤再誤其痞益甚者非熱結也如熱結之痞再下之即消矣因誤下胃中虚客氣上逆清濁混淆陰陽格拒故使鞕滿主以甘草瀉心湯姜半芩連辛開苦降分其清濁寒熱並用通其陰陽甘草大棗調補脾胃使中焦和而

升降傾其痞自消也

呂震名曰下利完穀腹中雷鳴是因胃中空虛心下鞕痞而滿乾嘔心煩不得安是因客氣上逆故以心下痞而復下之是重犯虛虛之戒本方照生姜瀉心除去人參生姜以胃中虛不宜生姜之散以氣上逆無取人參之補但君甘草坐鎮中州使胃虛得復而痞自解耳

吳坤安曰此痞因胃虛水氣上逆火氣不得下降結而為痞故以甘棗和胃之陰半夏敵胃之陽坐鎮中州不使下焦客氣上逆仍用

芩連以瀉已逆痞氣

此條傷寒論輯義第一百六十七條

甘草瀉心湯方

甘草四兩炙　黄芩三兩　黄連一兩

乾姜三兩　半夏半升洗　大棗十二枚擘

右六味以水一斗煮取六升去滓再煎取三升溫服一升日三服

金鑑曰方以甘草命名者取和緩之意也用甘草大棗之甘補中之虛緩中之急半夏之辛降逆止嘔芩連之寒瀉陽陷之痞熱乾姜之熱散陰凝之痞寒緩中降逆瀉痞除煩寒

三百七十

熱并用也

周揚俊曰既誤復下正氣大虛曷為反去人參且痞鞕而滿甘草為滿家所忌又曷為反君甘草仲景仲明此非結熱但因客氣上逆之故則其去人參以此而所以君甘草者亦以此矣何也胃中雖虛設無客氣亦不鞕也故無取乎人參之補虛也然則氣之上逆惟甘緩之則舍甘草又何以哉乃半夏乾姜散邪滌飲芩連反助以去煩大棗益胃以和中斯為的對之藥耳

傷寒五六日嘔而發熱者柴胡湯證具而以他

藥下之柴胡證仍在者復與柴胡湯此雖已下之不為逆必蒸蒸而振却發熱汗出而解若心下滿而鞕痛者此為結胸也大陷胸湯主之若滿而不痛者此為痞柴胡湯不中與之宜半夏瀉心湯

金鑑曰結胸兼陽明裡實者大陷胸湯證也兼陽明不成實者小陷胸湯證也痞鞕兼少陽裡實證者大柴胡湯證也兼少陽裡不成實者半夏瀉心湯證也今傷寒五六日嘔而發熱者是邪傳少陽之病也既柴胡證具乃不以少陽柴胡湯和之而以他藥下之誤矣

若柴胡證仍在者此雖已下尚未成逆則當復與柴胡湯必蒸蒸而振戰然後發熱汗出而解矣蓋下後虛中作解之狀皆如是也若下後心下滿而鞕痛者此為結胸大陷胸湯固所宜也若但滿而不痛此為虛熱氣逆之痞即有嘔發熱之少陽證柴胡湯亦不中與之法當治痞也宜半夏瀉心湯主之

成無已曰若下後陽邪傳裡者則結於胸中為結胸以胸中為陽受氣之分也陰邪傳裡者則留於心下為痞以心下為陰受氣之分也

程應旄曰瀉心雖同而證中具嘔則功專滌飲故以半夏名湯也曰瀉心者言滿在心下清陽之位邪熱挾飲尚未成實故清熱滌飲使心下之氣得通上下自無阻留陰陽自然交互也然樞機全在於胃故復補胃家之虛以為斡旋與實熱入胃而瀉其蓄滿者大相逕庭矣痞雖虛邪乃表氣入裡寒成熱矣寒雖成熱而熱非實故用苦寒以瀉其熱兼佐辛甘以補其虛不必攻痞而痞自散所以一方之中寒熱互用若陰痞不關陽鬱即鬱而亦未成熱瀉心之法概可用也

汪琥曰少陽病誤下邪在半表半裡居陰陽之間故有痞結證夫人身膈下屬陰膈上屬陽少陽居清道而介乎膈之間亦為半表半裡此可徵少陽病誤下邪氣乘虛入裡而結胸痞氣所由分也

周揚俊曰此條分三節看謂太陽而轉少陽證也少陽禁下比他經尤嚴設悞下而少陽不變仍與柴胡湯設邪入而滿鞕痛適在心下為結胸者與大陷胸湯設滿而不痛則為痞應用半夏泄心之法泄心者謂滿在心膈間而不在胃也

柯琴曰：嘔而發熱者，小柴胡症也。嘔而雖有陽明症，不可攻之。若有下症，亦宜大柴胡，而以他藥下之誤矣。誤下後有二症者，少陽爲半表半裡之徑，不全發陽，不全發陰，故誤下之变，亦因偏于半表者成結胸，偏于半裡者心下痞也。此條本爲半夏瀉心而發，故只以痛不痛分結胸與痞，未及他症。

舒詔曰：痞症諸條，皆誤下誤汗而来，實是心下無陽，故陰濁痞塞也。法宜助陽散逆滌飲，此乃一定之理也。豈可反用三黄以屏絶其陽而真殺之耶？此瀉心諸法，非仲景所立，必

不可用

尤在涇曰結胸及痞不特太陽誤下有之即少陽誤下亦有之柴胡湯證具者少陽嘔而發熱及脉弦口苦等證具在也是宜和解而反下之於法為逆若柴胡證仍在者復與柴胡湯和之即愈此雖已下之不為逆也蒸蒸而振者氣內作而與邪爭勝則發熱汗出而邪解也若無柴胡證而心下滿而鞕痛者則為結胸其滿而不痛者則為痞均非柴胡所得而治之者也結胸宜大陷胸湯痞宜半夏瀉心湯各因其證而施治也

徐大椿曰以上三瀉心之藥大半皆本於柴胡湯故其所治之症多與柴胡症相同而加治虛治痞之藥耳

吳坤安曰此因誤下寒反入裡阻君火之熱化而結無形氣痞故用乾姜散寒芩連泄熱半夏散結止嘔參草補胃氣以助半夏開寒結而痞自解

此條傷寒論輯義第一百五十八條

半夏瀉心湯方

半夏半升　黄芩　乾姜　人參

甘草炙各三兩　黄連一兩　大棗十二枚

右七味以水一斗煮取六升去滓再煮取三升温服一升日三服

呂震名曰此即生姜瀉心湯去生姜而君半夏又屬小柴胡之变方以其證起於嘔故推半夏為主藥耳

尤在涇曰痞者滿而不實之謂夫客邪內陷即不可從汗泄而滿而不實又不可從下奪故惟半夏乾姜之辛能散其結黄連黄芩之苦能泄其滿而其所以泄與散者雖藥之能而實胃氣之使也用參草棗者以下後中虛故以之益氣而助其藥之能也

三百一七

傷寒大下後復發汗心下痞惡寒者表未解也不可攻痞當先解表表解乃可攻痞解表宜桂枝湯攻痞宜大黄黄連瀉心湯

金鑑曰傷寒大下後復發汗先下後汗治失其序矣邪熱陷入心下痞結法當攻裡若惡寒者為表未盡也則不可攻痞當先解表表解乃可攻痞解表宜桂枝湯者以其為已汗已下之表也攻痞以大黄黄連瀉心湯者以其為表解裡熱之痞也

活人書云大抵結胸痞皆應下然表未解者不可攻也

方有執曰表非初病之表乃下後復汗疎緩其表之表迅解猶救迅如解渴解急之類是也解表與發表不同傷寒初病之表當發故用麻黃湯此以汗後之當解故曰宜桂枝湯

張璐曰大下之後復發汗先裡後表顛倒差誤究竟已陷之邪痞結心下證兼惡寒表邪不為汗衰即不可更攻其痞當先行解肌之法以治外外解已後乃用大黃黃連攻其邪熱凝聚之痞方為合法

尤在涇曰大下後復發汗正虛邪入心下則痞當與瀉心湯如上法矣若其人惡寒者邪

雖入裡而表猶未罷則不可徑攻其痞當先以桂枝湯解其表而後以大黄黄連瀉心湯攻其痞不然恐痞雖解而表邪復入裡為患也况痞未必能解耶　按傷寒下後結胸痞滿之外又有懊憹煩滿下利等證蓋邪入裡而未集而其位又高則為懊憹其已集而稍下者則為結胸及痞其最下者而亦未結者則為下利結胸痞滿其上文凡十六條以下凡十一條則論懊憹下利諸證也

吳坤安曰此君火亢盛不得下交于陰而成痞故藥不煎而泡欲其輕揚清淺以滌之用

其氣不用其味也

蕭克協曰此由悞下傷其裡陽復悞汗重傷表陽以致心下痞又悪寒純陰之象何云表未解也此時桂枝湯固不可用如大黄黄連尤其不適者也

章楠曰表解不悪寒者再攻其痞以大黄黄連水漬取汁而不煎是用其氣以瀉榮衛之浮熱不取其味以通腑也此元氣强壯者設若虚弱人表未解而誤下必下利清穀身体疼痛又當用四逆湯先救其裡桂枝湯後救其表也是故證隨人之强弱而变治法有先

後緩急之不同必當審定而施治也

此條傷寒論輯義第一百七十三條

大黃黃連瀉心湯方

大黃二兩　黃連一兩

右二味以麻沸湯二升漬之須臾絞去滓分溫再服

金鑑曰痞鞕虛邪而用大黃黃連能不後人之疑耶然仲景使人疑處正是使人解處蓋因後人未能細玩不得其法竟煎而服之大悖經旨矣觀其以滾沸如麻之湯漬大黃黃連須臾絞去滓僅得其無形之氣不重其有

形之味是取其氣味俱薄不大瀉下雖曰攻痞而用攻之妙不可思議也

徐大椿曰此又法之最奇者不取煎而取泡欲其輕揚清淡以滌上焦之邪

呂震名曰用麻沸湯漬之去滓而溫服則但取其氣不取其味使氣順而痞自解況經文本有表未解不可攻痞之條此之表解而邪入裡攻痞自安此法妙在能用藥而不為藥用觀其服法本非急下之劑與大陷胸之用大黄小陷胸之用黄連藥雖同而制則異矣

周揚俊曰揆汗下倒施一誤再誤正虛至矣

三百七十二

攻痞之法反用大黄乃仲景竟以大黄瀉用不入一味扶胃滌飲藥者因無嘔利等證止有熱結利其速走耳且以麻沸湯漬之復不久即去其氣味之出狂而且活以大力之体為輕清之用非聖人其孰能之

張路玉曰麻沸者言滾沸如麻也俗謂滾湯是也

此方輯義在一百六十三條　按麻沸湯後人鮮用此法惟葉天士醫案存真載用之

脉浮而緊而復下之緊反入裡則為痞按之自濡但氣痞耳

金鑑曰傷寒脉浮緊不汗而下之浮緊之脉變為沉緊是為寒邪內陷作痞之診按之自濡者謂不鞕不痛但氣痞不快耳此甘草瀉心湯證也

程應旄曰誤下成痞既誤在證尤誤在脉則救之之法仍當兼憑夫脉與證而定治也緊反入裡則浮緊變為沉緊表邪陷入而不散徒怫鬱於心下故作痞

尤在涇曰此申言所以成痞之故浮而緊者傷寒之脉所謂發於陰也緊反入裡者寒邪因下而內陷與熱入因作結胸同意但結胸

三百七三

心下鞕滿而痛痞則按之濡而不硬痛所以然者陽邪內陷止于胃中與水穀相結則成結胸陰邪內陷止于胃外與氣液相結則為痞是以結胸為實而按之鞕痛痞病為虛而按之自濡耳

此條傷寒論輯義第一百六十條

心下痞按之濡其脉關上浮者大黃黃連瀉心湯主之

金鑑曰此承上條以互明之也按之自濡者但氣痞耳若心下痞按之不濡此為可攻之熱痞也然其脉關脉不沉緊而浮則是所結

之熱亦淺未可峻攻也故以大黃黃連瀉心湯主之　按濡字上當有不字若按之濡乃虛痞也補之不暇豈有用大黃黃連瀉心湯之理乎

尤在涇曰按成氏云心下硬滿按之痛關脈沉者實熱也心下痞按之濡關上浮者虛熱也與大黃黃連以導其虛熱成氏所謂虛熱者對燥屎而言也非陰虛陽虛之謂蓋熱邪入裡與糟粕相結則為實熱不與糟粕相結則為虛熱本方以大黃黃連為剂而不用枳朴芒硝者蓋以泄熱非以蕩實也

朱肱曰結胸與痞關脉須皆沉若關脉浮而結者三黄以瀉肝

徐大椿曰關上浮者邪氣甚高也

舒詔曰陰氣上逆之證當助陽抑陰健脾降逆方用半夏砂仁炮姜附子白术人参之類豈可更用三黄以亟驅其陽而立危

柯琴曰濡當作硬按之濡下當有大便硬不悪寒反悪熱句故立此湯覌瀉心湯治痞是攻補兼施寒熱並驅之劑此則盡去温補獨任苦寒下泄之品且用麻沸湯漬絞濃汁而生用之利于急下如此而不言及熱結當攻

三百七四

諸症誤矣蓋按之滿為氣痞是無形也則不當下且結胸症其脉浮大者不可下則心下痞而関上浮者反可下乎小結胸按之痛尚不用大黄何此比陷胸湯更峻是必有當急下之症比結胸更甚者故製此峻攻之劑也學者用古方治今病如據此條脉症而用此方下咽即死耳勿以斷簡殘文尊為聖经而曲護其說以遺禍後人也

此條辯義第一百六十三條

心下痞而復惡寒汗出者附子瀉心湯主之

金鑑曰心下鞕痛結胸也鞕而不痛心下痞

也心下痞而復惡寒汗出者非表不解乃表陽虚也故以大黄黄連黄芩瀉痞之熱附子温表之陽合外寒内熱而兼治之其妙尤在以麻沸湯漬三黄須臾絞去滓内附子別煮汁義在瀉痞之意輕扶陽之意重也

方有執曰痞本陰邪内伏而虚熱上凝復惡寒汗出則表虚而陽不為護衛可知矣瀉心湯固所以為清熱傾痞之用加附子者蓋欲斂其汗而固其陽也黄芩因附子而更加表裡兩解具見矣

李中梓曰以三黄之苦寒清中濟陰以附子

之辛熱溫經固陽寒熱互用攻補并施而不悖此仲景之妙用入神也

程應旄曰此條空與傷寒大下後復發汗心下痞惡寒者表未解也不可攻痞當先解表表解乃可攻痞解表宜桂枝湯攻痞宜大黃黃連瀉心湯合看彼條用桂枝者緣發汗汗未出而初時之惡寒不罷故屬表未和此條加附子者緣汗已出惡寒已罷而復惡寒汗出故屬之表陽虛須於異同處細細參看

尤在涇曰此即上條而引其說謂心下痞按之濡關脉浮者當與大黃黃連瀉心湯瀉心

下之虛熱若其人復惡寒而汗出證兼陽虛不足者又須加附子以復表陽之氣乃寒熱並用邪正兼治之法也

徐大椿曰此條不過二語而妙理無窮前條發汗之後惡寒則用桂枝此條汗出惡寒則用附子蓋發汗之後汗已止而猶惡寒乃表邪未盡故先用桂枝以去表邪此惡寒而仍汗出則亡陽在即故加入附子以回陽氣又彼先後分二方此併一方者何也蓋彼有表復有裡此則祇有裡病故有分有合也

柯琴曰心下痞下當有大便硬心煩不得眠

句故用此湯夫心下痞而惡寒者表未解也
當先解表宜桂枝加附子而反用大黄誤矣
旣加附子復用芩連抑又何也若汗出是胃
實則不當用附子若汗出爲亡陽又烏可用
芩連乎許學士云但師仲景意不取仲景方
蓋謂此耳
呂震名曰心下痞而復惡寒汗出者附子瀉
心湯主之此條柯氏於心下痞之下自添大
便鞕心煩不得眠八字謂惡寒者表未解不
當用大黄若汗出是胃實不當用附子若汗
出爲亡陽不當用黄芩黄連當有大便硬心

煩不得眠句始與此方相合愚按此說尤悖大凡惡寒汗不出者屬表實惡寒自汗出者屬表虛若但汗出惡寒仲景自有芍藥甘草附子湯之制今心下痞而復惡寒汗出則表虛而裡實但固表則裡邪愈錮但清裡則表陽將亡故以三黄附子合而用之附子自能固表三黄自能清裡且三黄得附子其苦寒不致留滯陰邪附子得三黄其剽悍不致劫傷津液此正善用反佐之法故能以一方而全收復陽驅邪之效若必加入大便硬心煩不得眠八字以求與本方之三黄相合則本

經之用大黄豈必盡爲胃實而設亦有本自下利而反用大黄者至心煩不得眠安知非由胃實客氣上逆之證亦不得概從苦寒直折且附子雄烈之性又安見與大便硬心煩不得眠者相宜柯氏膠執己見擅改經文無論其所言背謬即使見果確鑿亦當存闕疑之例況一偏之見泥藥求方使先聖樞空羅極神變之活法而轉以死法求之悖甚矣余歷考前賢醫案用附子瀉心湯而愈者不一而足且余亦曾試驗故敢直闢柯氏之謬

此條釋義第一百六十四條

附子瀉心湯方

大黄二兩　黄連一兩

黄芩一兩　附子一枚別煮取汁

右四味切三味以麻沸湯二升漬之去滓内附子汁分温再服

徐大椿曰此煎法更精附子用煎三味用泡扶陽欲其熟而性重開痞欲其生而性輕也

吳坤安曰熱在三焦故用三黄泄熱惡寒汗出又慮亡陽故即用附子徹上下以温經附子别煮取汁者取三黄之氣輕取附子之力重也

尤在涇曰按此證邪熱有餘而正陽不足設治邪而遺正則惡寒益甚或補陽而遺熱則痞滿愈增此方寒熱補瀉並投互治誠不得已之苦心然使無法以制之鮮不混而無功矣方以麻沸湯漬寒藥別煮附子取汁合和與服則寒熱異其氣生熟異其性藥須同行而功則各奏乃先聖之妙用也

舒詔曰此湯治上熱下寒之證確乎有理三黃略浸即絞去滓但取輕清之氣以去上焦之熱附子煮取濃汁以治下焦之寒是上用涼而下用溫上行瀉而下用補瀉取輕而補

取重制度之妙全在神明運用之中是必陽熱結于上陰寒結于下用之乃為的對若陰氣上逆之痞證不可用也　麻沸湯即甘瀾水

濬按麻沸湯舒氏即甘瀾水謬矣仲景本方下註云以麻沸湯二升漬之須臾絞去滓若是甘瀾冷水漬之須臾即去滓且其藥尚未浸潤不如勿用哉蓋麻沸湯即麻滾湯水上如麻沸然是也麻沸湯漬之方得三黃味薄之性薄則宣通是也仲景用是法治上熱下寒之痞證不用此法恐苦寒

沉冷之性下走傷陽故也仲景法宗內經薄者宣通之義條之才十劑中有宣劑輕劑之例痞者不通也實也用藥宜乎宣輕之法宣者通也輕者可去實也其痞焉有不通乎此法後人鮮用惟國朝葉天士用此法見醫案存真文繁不錄蓋知天士先先學分卓識不可思議也且臨證指南一書靈樞素問傷寒金匱千金外臺法無不備補前賢之缺國朝以來能有幾人乎凡學醫宜先通軒岐仲景之文及諸大家一一講究胸有成竹再將葉氏臨證指南披

三百七五

閱一週始悟今古一揆也、王少峰批識

傷寒胸中有熱胃中有邪氣腹中痛欲嘔吐者黄連湯主之

金鑑曰傷寒未解欲嘔吐者胸中有熱邪上逆也腹中痛者胃中有寒邪内攻也此熱邪在胸中寒邪在胃中陰陽之氣不和失其升降之常故用黄連湯寒温互用甘苦並施以調理陰陽而和解之也然此屬外因上下寒熱之邪故有如是之證若内因雜病嘔吐而腹痛者多因宿食由此推之外因内因證同而情異概可知矣

程知曰陰邪在腹則陽不得入而和陰為腹痛陽邪在上則陰不得入而和陽為欲嘔逆

汪琥曰尚論篇皆以風寒二邪分陰陽寒熱殊不知風之初來未必非寒寒之既入亦能化熱不可拘也

鄭重光曰此熱邪中於上焦寒邪中於下焦陰陽不相入失其上下升降之常也

尤在涇曰此上中下三焦俱病而其端實在胃中邪氣即寒淫之氣胃中者沖氣所居以為上下升降之用者也胃受邪而失其和則升降之機息而上下之道塞矣成氏所謂陰

不得升而獨治其下為下寒腹中痛陽不得降而獨治於上為胸中熱欲嘔吐者是也故以黄連之苦寒以治上熱桂枝之甘温以去下寒上下既平升降乃復然而中焦不治則有升之而不得升降之而不得降者矣故必以人參半夏乾姜甘草大棗以助胃氣而除邪氣也此痞證之屬多從寒藥傷中後得之本文雖不言及而其為誤治後證可知故其藥亦與瀉心相似而多桂枝耳

徐大椿曰諸瀉心之法皆治心胃之間寒熱不調全屬裡症此方以黄芩易桂枝去瀉心

之名而曰黄連湯乃表邪尚有一分未盡胃中邪氣尚當外達故加桂枝一味以和表裡則意無不到矣

呂震名曰按胸中有熱則陽邪格於上故欲嘔吐胃中有邪氣則陰邪格於下故腹中痛腹中痛欲下而不得下也欲嘔吐欲吐而仍不得吐也上熱下寒法當和解方用黄連瀉胸熱乾姜散胃寒復以半夏寛中而開結佐以桂枝通陽而化陰然上征下奪空從中治故用人參甘草大棗建立中氣而上下之邪各隨所主之藥而分解此瀉心之变方而又

與瀉心之取義不同

此條傷寒論輯義第一百八十二條

黃連湯方

黃連三兩 甘草三兩 乾姜三兩

桂枝三兩 人參二兩 半夏半升

大棗十二枚

右七味以水一斗煮取六升去滓溫服晝三夜二疑非仲景方

金鑑曰傷寒邪氣入裡因人藏氣素有之寒熱而化病如陽明病鞭滿不大便而嘔舌上白胎者以小柴胡湯及太陽病下之裡虛懊

懷舌上如胎者以梔子豉湯之類是隨胸中有寒丹田有熱化者也此則隨胃中有寒胸中有熱而化腹中痛欲嘔吐故以是方主之君黃連以清胃中之熱臣乾姜以温胃中之寒半夏降逆佐黃連嘔吐可止人参補中佐乾姜腹痛可除桂枝所以安外大棗所以培中也然此湯寒温不一甘苦並投故必加甘草協和諸藥此為陰陽格拒寒熱並施之治法也

三百七十六

太陽中風下利嘔逆表解者乃可攻之其人漐漐汗出發作有時頭痛心下痞鞕滿引脇下痛

乾嘔短氣汗出不惡寒者此表解裡未和也十棗湯主之

金鑑曰按下利之下字當是不字若是下字豈有上嘔下利而用十棗湯峻攻之理乎惟其大便不利痞鞕滿痛始屬裡病小便不利嘔逆短氣始屬飲病乃可攻也

金鑑曰太陽中風表邪也不利嘔逆裡飲也表邪解者乃可攻裡飲也審其人微汗漐漐不輙發熱有時頭痛若仍惡寒是表未解尚不可攻若不惡寒則為表已解矣而更見裡未和之心下痞鞕滿引脇下痛乾嘔短氣水

蓄無所從出之急證，故徑以十棗湯峻劑直攻水之巢穴而不疑也。

金鑑又按：傷寒表未解，水停下嘔逆者，是寒束於外，水氣不得宣越也，宜小青龍湯汗而散之。中風表未解，水停心下而吐者，是飲格於中，水氣不得輸洩也，五苓散散而行之。此皆表未解不可攻裡之飲證也。至如十棗湯與下篇之桂枝去芍藥加白朮茯苓湯二方，皆治飲家有表裡證者。十棗湯治頭痛發熱汗出不惡寒之表已解，而有痞鞕滿痛之裡未和，故當主攻裡也。桂枝去芍藥加白朮茯苓湯治頭痛發熱無汗之表未解而兼有心下滿微痛之裡不和故不主攻裡當先解表也然其心下鞕滿痛之微甚亦有別矣發作之發字當是熱字若無熱汗出乃少陰〻邪寒飲真武湯證也且作字與上下句文義皆不相屬

壯任曰十棗湯惟治壯實者宜之不宜輕用也

方有執曰乃可攻之以上俞人勿妄下早之意漐〻汗出至短氣言證雖有裡猶未可下直至汗出不惡寒方是承上起下言當下以

出其治也

喻昌曰此證與結胸頗同但結胸者邪結於胸其位高此在心下及脇其位卑然必表解乃可攻之亦與結胸之戒不殊也藥用十棗亦與陷胸湯相倣因傷寒下法多為胃實而設胃實者邪熱内盛不得不用硝黄以蕩滌之今證在胸脇而不在胃則蕩滌之藥無所用故取蠲熱逐飲於胸脇之間以為下藥法也

張志聰曰頭痛表證也然亦有在裡者如傷寒不大便五六日頭痛有熱者與承氣湯與

此節之汗出不惡寒而頭痛為表解裡有飲用十棗湯則凡遇風寒頭痛表未解之證當審別也

程應旄曰所感者頭痛外惟身汗一證表裡難辨汗出發熱惡寒則微有表若汗發熱不惡寒則祇從不惡寒處認証知表已解裡氣為飲邪搏結不和雖頭痛亦屬裡邪上攻非關表也

魏荔彤曰太陽之邪既入裡定下矣又有不下胸膈不下腸胃而下心與脇下者校下結胸部位稍卑校下胃實部位又稍高此下中

之又一法也須認明同一下也證不同而法自别蓋太陽陽明之交必辨表裡而施汗下彼之在裡在下乃邪熱挾食物為胃實此之在裡在下乃邪熱挾水飲為飲實二者俱必待表解而後下此大同也

舒詔曰此證乃是一派水飲蟠踞胸胃結連脇下且水勢瀰滿下濟而為利飲邪壅滅上逆而為嘔斯水飲大肆無論其表之解與不解法當温中逐飲回陽止泄重用黄芪白朮附子乾姜半夏砂仁草果芫花一定之理也如十棗湯大傷元氣不可用也

尤在涇曰此外中風寒內有懸飲之證下利嘔逆飲之上攻而復下注也然必風邪已解而後可攻其飲若其人漐漐汗出而不惡寒為表已解心下痞鞕滿引脇下痛短氣乾嘔為裡未和雖頭痛而發作有時知非風邪在經而是飲氣上攻也故宜十棗湯下氣逐飲按金匱云飲後水流在脇下欬吐引痛謂之懸飲又云病懸飲者十棗湯主之此心下痞滿引脇下痛所以知其為懸飲也懸飲非攻不去芫花大戟甘遂並逐飲之藥而欲攻其飲必顧其正大棗甘溫以益中氣使不受藥

毒也
徐大椿曰脇下痛者水停也不惡寒為表解也以上諸症皆裡不和凡蓄水之症皆如此不特傷寒為然也
呂震名曰下利嘔逆明是水邪為患但病屬太陽中風而來必須表罷可攻漐漐汗出有似表證但發作有惡寒非表矣頭痛有似表證但汗出不惡寒則非表矣而心下痞鞕滿引脇下痛乾嘔短氣諸證全是水邪內壅之狀乃知汗出亦屬水氣外蒸頭痛亦屬水邪上逆主裡而不主表裡未和則宜攻下但邪

在胸脇與攻胃實不同法胃實者邪刼津液責其無水此則邪搏胸脇責其多水若施盪滌腸胃之藥誅伐無過反滋变逆故用芫花甘遂大戟皆逐水之藥別擣為散而以大棗作湯服其甘味載藥入至高之分分逐水邪從上而下令人畏用豈知不如此水邪何由攻下耶

此條傷寒論輯義第一百六十一條

十棗湯方

芫花熬黑　甘遂　大戟　大棗十枚劈

右三味等分各別擣為散以水一升半先煮

大棗肥者十枚取八合去滓內藥末强人服一錢匕羸人服半錢溫服之平旦服若下少病不除者明日更服加半錢得快下利後糜粥自養

金鑑曰仲景治水之方種種不同此其最峻者也凡水氣為患或喘或咳或悸或噎或吐或利病在一處而止此則水邪留結於中心腹脇下痞滿鞕痛三焦升降之氣阻格難通此時表邪已罷非汗散之法所宜裡飲實盛又非滲泄之味所能勝非選逐水至峻之品以直折之則中氣不支束手待斃矣甘遂芫

花大戟三味皆辛苦氣寒而禀性最毒並舉用之氣味相濟相須故可直攻水邪之巢穴决其瀆而大下之一舉而患可平也然邪之所湊其氣必虚以毒藥攻邪必傷及脾胃使無冲和甘緩之品為主宰則邪氣盡而大命隨之矣然此藥最毒至峻參朮所不能君甘草又與之反故選十棗之大而肥者以君之一以顧其脾胃一以緩其峻毒得快利後糜粥自養一以使穀氣内充一以使邪不復作此仲景用毒攻病之法盡美又盡善也昧者惑於甘能中滿之説而不敢用豈知承制之

理乎

王晉三曰攻飲湯劑每以大棗緩甘遂大戟之性者欲其循行經隧不欲其徑走腸胃也故不名其方而名法曰十棗湯芫花之辛輕清入肺直從至高之分去欝陳莝以甘遂大戟之苦佐大棗甘而泄者緩攻之則從心及脇之飲邪皆由二便出矣

徐彬曰金匱懸飲用十棗湯主之者甘遂苦寒能瀉經隧水濕而性更迅速直達大戟性苦辛寒能瀉藏府之水濕而為控涎之主芫花性苦温能破水飲窠囊故曰破癖須用芫

三百七七

合大棗用者大戟得棗即不損脾也蓋水飲原為驟得之證故攻之不嫌峻而驟若稍緩而為水氣喘急浮腫三因方以十棗湯藥為末棗肉和丸以治之可謂善於變通者矣

傷寒發汗若吐若下解後心下痞鞕噫氣不除者旋復代赭石湯主之

金鑑曰傷寒發汗若吐若下後設表裡俱清自然胃和思食而愈今邪雖解而心下痞鞕胃虛結也噫氣不除胃氣逆也然治痞之法無出諸瀉心湯故於生薑瀉心湯方中去芩連乾姜以病解無寒熱之邪也佐旋覆代赭

石者所以補虛宣氣滌飲鎮逆也
汪琥曰此噫氣較前生姜瀉心湯之乾噫不同是雖噫而不至食臭故知其為中氣虛也
沈明宗曰誤下成痞覌此之發汗解後亦可成痞蓋發汗吐下皆傷內氣然最虛之處便是客邪之處所以微邪從虛內陷濁陰上逆冲心則心下痞鞕而噫氣不除也
喻昌曰此亦伏飲為逆但因胃氣虧損故用法以養正而兼散餘邪大意重在噫氣不除上既心下痞鞕更加噫氣不除則胃氣上逆全不下行有升無降所謂弦絕者其聲嘶土

敗者其聲嘶也故用代赭領人参下行以鎮
安其逆氣微加散邪滌痰而痞自開也
章楠曰發汗吐下後餘邪未淨痰濁壅滯心
下痞鞕脾弱不運則時時噫氣主以旋覆半
夏消痰軟堅代赭降逆参草姜棗補氣和中
則諸自瘳
尤在涇曰汗吐下邪氣則解而心下痞鞕噫
氣不除者胃氣弱而未和痰氣動而上逆也
旋覆花鹹溫行水下氣代赭石味苦質重能
墜痰降氣半夏生姜辛溫人参大棗甘草甘
溫合而用之所以和胃氣而止虛逆也

柯琴曰傷寒者寒傷心也既發汗復吐下之心氣大虛表寒乘虛而結于心下心氣不得降而上出于聲君主出亡之象也噫者傷痛聲而不言聲而曰氣者氣隨聲出而見于外也

徐大椿曰靈樞口問篇云寒氣客于胃厥逆從下上散復出于胃故為噫俗名曖氣皆陰陽不和於中之故○此乃病已向愈中有留邪在于心胃之間與前諸瀉心法大約相近本草云旋覆治結氣脇下滿代赭治腹中邪氣加此二物以治噫餘則散痞補虛之法也

吳坤安曰此因三法後心氣虛不可復用瀉
心故製此湯以散結消痞也
呂震名曰按心下痞鞕中虛而有留邪也噫
氣不除胃逆而兼蓄飲也主復花導飲下行
代赭鎮心降逆而邪之留滯者復生姜半夏
以開之氣之逆亂者用參草大棗以和之虛
回邪散則痞可解而噫亦止矣
王晉三曰旋覆代赭湯鎮陰宣陽方也以之
治噫噫者上焦病聲也脾失升度陰威走于
胃屬于心而為聲故用旋覆醎降肺氣代赭
重鎮心包絡之氣半夏以通胃氣生姜大棗

以宣脾氣而以人參甘草奠安陽明不容邪氣復逆則陰宵于裡陽宣于表上中二焦皆得和諧矣

程郊倩曰發汗解後邪雖已去胃氣之虧損亦多胃氣弱而正氣虛則濁邪留滯伏飲不無為逆故不特心下痞鞕而且噫氣不除旋覆代赭石湯主之參甘養正補虛薑棗和脾益胃代赭石鎮逆使濁陰歸於下焦旋覆半夏蠲飲使清陽肅於上部虛回而痞自散此又塞因塞用之法也　又曰此與生薑瀉心湯之條俱有噫氣證主治不同者彼有下利

證水侮土而溼漬中焦此無下利證陰逆於陽而虛留上部有形無形之別也

王肯堂曰噫氣即俗噯氣也活人云有旋覆代赭石證其人或欬逆氣虛者先服四逆湯胃寒者先服理中丸次服旋覆代赭湯為良說文云噫飽食息也於介切俗作噯也傷寒有二證皆由誤汗吐下胃氣弱而不和虛氣上逆心下痞鞕故下利者生姜瀉心湯不下利者旋覆代赭石湯

周揚俊曰旋覆花能消痰結軟痞治噫氣代赭石止反胃除五藏血脉中熱健脾乃痞而

噫氣者用之誰曰不宜於是佐以生姜之辛可以開結也半夏逐飲也人參補正也桂枝散邪也甘草大棗益胃也予每借之以治反胃噎膈食氣逆不除者靡不神效

張路玉曰汗吐下法備而後表解則中氣必虛虛則濁氣不降而飲上逆故作痞滿逆氣上衝而正氣不續故噫氣不除所以用代赭領人參下行以鎮安其逆氣微加解邪滌飲而開其痞則噫氣自除耳

舒詔曰旋覆代赭石俱爲中氣脾胃虧損伏飲搏聚者不可用也愚意當除去二味而重

加砂仁白蔻白术茯苓則合理也

消案素問痺論云心痺者脉不通煩者心下鼓暴上氣而喘嗌乾善噫 馬註云心合脉今受邪則脉不通邪氣内擾故為煩也心主為噫以其鼓滿故噫之以出氣也張志聰云心主噫心氣上逆而出則善噫也 高註云心主脉故心痺者脉不通心虚則煩故煩則心下鼓鼓動也心脉上肺故暴上氣而喘經脉論云心是動則病嗌乾宣明五氣篇云病心為噫故嗌乾善噫心氣下交於腎心厥氣上不交於腎則恐

也

濟按脉解篇云所謂上走心為噫者陰盛而上走於陽明陽明絡屬心故曰上走心為噫也　馬註曰所謂上走心為噫者正以脾脉之支別者復從胃別上鬲注心中故脾氣為陰陰氣盛而上走陽明則陽明絡屬心所以上走心為噫宣明五氣論曰心為噫又按靈樞口問篇云寒氣客於胃厥逆從下上散復出於胃故為噫夫素問言心而靈樞言胃則此篇兼言陰氣走於胃胃走于心是三經相須而為噫也　張

志聰曰陽明絡屬心故上走心為噫噫者噯氣也夫土位中央上走心為噫者厥逆從上散也 高註曰經脉論云太陰病善噫心為噫故中明所謂上走心為噫者太陰陰盛而上走陽明陽明胃絡連屬心包之絡故太陰經脉而曰上走心為噫也
濬棻靈樞口問篇云寒氣客於胃厥逆從下上散復出於胃故為噫補足太陰陽明一曰補眉本 馬註云噫不平聲也寒邪客于胃中厥逆之氣從下而上其氣之散也復出于胃故為噫也當補足太陰脾經

足陽明胃經以温之　姚士因曰噦者寒氣在於肺噫者寒氣在胃中　薛生白曰噫噯氣也如飽食息也此與上文之噦皆以寒氣在胃而然但彼云故寒氣者以久寒在胃言其深也此云寒客於胃者如客之寄言其淺也故厥逆之氣從下上散則復于胃而為噫也

按噫噦噯啘乾嘔吐呃逆此數者似同而實異夫吐者言之如有物無聲曰吐有聲有物曰嘔有聲無物曰乾嘔而無乾吐也啘與噦字異而音同蓋啘即噦

也又與乾嘔同噦即乾嘔之甚也可知噦啘乾嘔三者相同也或云噫即噦氣也不知靈樞復有人之噦者之條又有噫之文蓋知噫與噦自有區別矣內經止有噫字而無噯字想噫即噯是也要之噦校噫更重又與乾嘔亦更重也未知呃逆即噦是否仲景論中旋覆代赭湯證噫氣不除與靈樞口問篇之噫針鋒相對也王子峰拔識

此條輯義第一百七十條太陽下篇

旋覆花代赭石湯方

旋覆花三兩 人參二兩 生姜五兩
代赭石一兩 半夏半升 甘草炙三兩
大棗十二枚

右七味以水一斗煮取六升去滓再煎取三升溫服一升日三服

羅天益曰汗吐下解後邪雖去而胃氣已虧三焦因之失職清無所歸而不升濁無所納而不降是以邪氣留滯伏飲為逆故心下痞鞕噫氣不除也方中以人參甘草養正補虛生姜大棗和脾養胃所以安定中州者至矣更以代赭石之重使之斂浮鎮逆旋覆花之

辛用以宣氣滌飲佐人參以歸氣於下佐半夏以蠲飲於上濁降則痞鞕可消清升則噫氣可除矣觀仲景治少陰水氣上凌用真武湯鎮之治下焦滑脫不守用赤石脂禹餘糧湯固之此胃虛氣失升降復用此法理之則胸中轉否為泰其為歸元固下之法各極其妙如此

俞麟州曰此即生姜瀉心湯之變法也夫二條皆有心下痞鞕句而生姜瀉心湯重在水氣下趨而作利旋覆代赭湯重在胃虛挾飲水氣上逆而作噫取治水氣下趨而利者必

用生姜以散水胃虛挾飲而噫者必用赭石以鎮逆二條對勘益見仲景製方之妙

柯琴曰此生姜瀉心湯去芩連乾姜加旋覆代赭石方也以心虛不可服瀉心故製此劑耳心主夏旋覆花于夏末鹹能補心能軟硬能消結氣半夏生於夏初辛能散邪能消痞能消結氣代赭石禀南方之火色入通于心散痞硬而鎮虛逆參甘大棗之甘佐旋覆以瀉虛火生姜之辛佐半夏以散水結斯痞硬消噫氣自除矣若用芩連以瀉心能保微陽之不滅哉

三百七十八

傷寒服湯藥下利不止。心下痞鞕服瀉心湯已
復以他藥下之利不止。醫以理中與之利益甚。
理中者理中焦此利在下焦赤石脂禹餘糧湯
主之復利不止者當利小便。
金鑑曰傷寒服湯藥下利不止心中痞鞕者
誤下之所致也下利痞鞕乃虛痞也服瀉心
湯已合法矣而痞不愈復以他藥下之痞雖
去而利不止醫與理中湯溫之其利益甚不
知理中者理中焦也此利在下焦屬滑脫也
故用赤石脂禹餘糧湯澁滑固脫利可止也
若止而復利則當審其小便之利與不利小

便若利當佐以温補之藥以收全功小便不利是水無去路固澁日久所以復利不止則又當利其小便使水道通而利自止矣

鄭重光曰湯者蕩也即下藥也誤下利不止心下痞鞕服瀉心湯爲合法也乃復以他藥下之誤而又誤用理中開痞止利原不爲過而利益甚者以屢下傷腎下焦失守也故用石脂禹糧固腸虛而收滑脫利仍不止當利其小便蓋膀胱者腎之府也腎主二便開竅於二陰利小便者令藏府各司其事廢水穀分而下利自止也

徐大椿曰下藥太過則大腸受傷用此方以濇止脫也利不止利其小便分其清濁則便自堅也論中有汗家重發汗必恍惚心亂小便已陰痛與禹餘糧丸疑即此為丸二石同煎方中絕少

程郊倩曰上下二焦無由交通所以利益甚故改補劑為濇劑餘粮甘草重而緩以鎮定其藏府石脂濇而固以斂收滑脫使元氣不下走而三焦之陽火得以上蒸也復利不止者不無塞之太過水無去路當利其小便水道通而利可止矣蓋穀道宜塞水道宜通先

後適下焦之次序更不可紊也
章楠曰大腸爲手陽明陽明主闔太陽之開今陽明不闔故以石脂餘粮固濇大腸若利再不止是下焦氣化失司不分清濁利其小便以開太陽則陽明自闔矣
張路玉曰用石脂餘粮利仍不止復通支河水道以殺急奔之勢庶水穀分而利自愈也
呂震名曰此段經文本已自解明白利在下焦闌門盡撤急當固下焦之脫石脂餘粮固脫之品皆重墜直走下焦攔截穀道修其闌門此以土勝水之法也

王晉三曰此方從戊己化土閻法治之故開太陽以利小便亦非法惟從手陽明拦截洞朙穀道斷爲要法也

此條傷寒論輯義第一百六十八條

赤石脂禹餘糧湯方

赤石脂（碎）一斤　太乙禹餘粮一斤（成本無太乙字）

右二味以水六升煑取二升去滓分溫三服

柯琴曰甘姜參朮可以補中宮元氣之虛而不足以固下焦脂膏之脫此利在下焦未可以理中之劑收功也然大腸之不固仍責在脾此二味皆土之精氣所結能實胃而澀腸

三百七九

蓋急以治下焦之標者實以培中宮之本也要之此證是土虛而非火虛故不宜姜附若水不利而濕甚復利不止者則又當利其小便矣

本以下之故心下痞與瀉心湯痞不解其人渴而口煩燥小便不利者五苓散主之

金鑑曰本以下之早故成心下痞如係結熱成實之痞則宜大黃黃連瀉心湯寒攻之法也如係外寒內熱之痞則宜附子瀉心湯折逆之法也如係虛熱益甚之痞則宜甘草瀉心湯緩急之法也今以諸瀉心湯審證與之

而痞不解則當審其人若渴而口燥心煩小便不利者非辨證不明藥力之不及也蓋水飲內蓄津液不行故痞病不解耳宜五苓散外發內利汗出小便利則愈於此可類推矣

方有執曰瀉心湯治痞而痞不解則非氣聚之痞可知渴而口煩燥小便不利者津液澁而不行伏飲凝結也五苓散利水生津津生而渴煩止水利而痞除所以又為消痞輔之一法也

程郊倩曰瀉心諸法開結蕩熱益虛可謂備矣然其治法實在上中二焦亦有痞在上而

治在下者斯又不同其法也若痞之来路雖同而其人口渴燥煩小便不利則知下後胃虛以致水飲内蓄津液不行痞無蹊路非結熱也以五苓散主之者使濁陰出下竅而清陽之在上焦者自無阻留矣況五苓散宣通氣化兼行表裡之邪使心邪不從心瀉而從膀胱瀉又一法也

舒詔曰此證早有腑邪故與瀉心湯痞不觧可見太陽腑證非五苓散不能除也

徐大椿曰治痞而痞不觧反渴則為水停心下之故非痞也

程應旄曰：五苓散有升有降，能交通上下。

此證渴者切忌飲冷，須服姜湯救。

章楠曰：本以誤下邪陷成痞，與瀉心湯必當愈也。今痞不解，又渴而燥煩，似乎熱邪痞結，當以大黄瀉心。獨其人小便不利，則知由停飲遏其邪熱，故痞不解；而津氣不升，故口燥煩渴也。當用五苓散化氣行水，水行氣達，則痞消而津升，煩渴自止矣。

尤在涇曰：下後成痞，與瀉心，於法爲當矣。乃痞不解，而反有口燥煩渴、小便不利者，此非痞也，乃熱邪與水蓄而不行也。五苓散表裡

三百八十

双解之法也、

此條輯義第一百六十五條太陽篇

太陽病外證未除而數下之遂協熱而利利下不止心下痞鞕表裡不解者桂枝人參湯主之

金鑑曰外證未除謂太陽病未除而數下之是下非一次也裡因屢下而虛遂表熱而利利下不止裡虛不固也心下痞鞕裡虛而邪結也外證既未除是表不解也故用桂枝以解表利下痞鞕裡因下虛而從寒化也其脉必如上文之微弱故用參朮姜草以温裡此温補中而解表裡法也若其脉有力者又當

從甘草瀉心湯之法矣

喻昌曰誤下而致裡虛外熱乘之變而為利不止者裡虛不守也痞鞕者正虛邪實中成滯礙痞塞而不通也以表未除故用桂枝以解之以裡適虛故用理中以和之此方即理中加桂枝而易其名乃治虛痞下利之法也

李中梓曰雖云桂枝證醫反下之利遂不止與葛根黃芩黃連湯此則又與桂枝人參湯何用藥有溫冷之異耶蓋彼證但曰下之此則曰數下之彼證但曰利下此則曰利不止合兩論味之自有虛實之分矣

程知曰表證悮下下利不止喘而汗出者治以葛根芩連心下痞鞕者治以桂枝參朮一救其表邪入裡之實熱一救其表邪入裡之虛寒皆表裡兩解法也

程應旄曰協熱而利向來俱作陽邪陷于下焦果爾安得用理中耶蓋不知利有寒熱二證也

尤在涇曰太陽誤下自利而又表裏不解與上條同然日數下則氣屢傷矣下利不止則虛復甚矣雖心下痞鞕亦是正虛失運之故是宜桂枝之辛以解其表參朮姜草之甘溫

以姜朮、裡而不可以葛根攻表，亦不得以芩連利治，如上條之例矣。

徐大椿曰：此必數下之後而現虛症，故雖協熱而仍用溫補。

呂震名曰：因誤下則裡虛，裡虛則熱入，裡虛不能內守，遂協同外熱變而為利，下不止而必又心下痞鞕，邪滯上焦，猶兼半表，故曰表裡不解。夫下利不止，何以不用四逆以救裡？以表熱未罷也。心下痞鞕，何以不用瀉心以清裡？以裡氣已虛也。此證頗防陽併入陰，故不但瀉心中芩連不可用，即桂枝湯中芍藥

三百一八

亦不可用乃取桂枝行陽於外以解表理中
助陽於內以止利此表裡兩解之治法也
此條辨義第一百七十二條
桂枝人參湯方
桂枝四兩　甘草四兩　白朮三兩
人參三兩　乾姜三兩
右五味以水九升先煮四味取五升內桂更
煮取三升去滓溫服一升日再夜一服
方義載論中不重說
傷寒發熱汗出不解心中痞鞕嘔吐而下利者
大柴胡湯主之

金鑑曰按下利之下字當是不字若是下字豈有上吐下利而以大柴胡湯下之之理乎又曰傷寒發熱汗出不解表尚未已也心中痞鞕大便不利裡病又急矣嘔吐少陽陽明兼有之證也少陽明兩急心中熱結成痞故以大柴胡湯外解少陽發熱未盡之表內攻陽明成實痞鞕之裡也　又按太陽病發熱汗出不解心下痞鞕下利不嘔吐者此表裡俱虛桂枝人參湯證也若嘔吐不利者此表裡俱實大柴胡湯證也彼則脉微弱此則脉必有力也

三百二八

徐大椿曰邪内陷故用枳實半夏大黄也

此條輯義第一百七十四條

太陽病醫發汗遂發熱惡寒因復下之心下痞表裏俱虚陰陽氣並竭無陽則陰獨復加鍼燒因胸煩面色青黄膚瞤者難治今色微黄手足温者易愈

金鑑曰太陽表病醫過發汗已虚其表因復下之又虚其裏雖有未盡之表邪陷裏成痞但表裏俱虚陰陽並竭已成壞症矣況無陽則陰不生陰獨則陽不化而復加燒鍼火氣内攻陰陽皆病故胸滿而煩面色青黄肌膚

瞤動也見證如此錯雜故為难治若面色微黄不青手足不厥而温則為陰陽之氣未竭故曰易治也

方有執曰表以誤汗言裡以誤下言故曰俱虚陰指裡陽指表無陽謂陽已竭也陰獨謂痞也青黄脾受尅賊之色微黄土見回生之色手足温陽氣回於四末也言既經反覆之誤又見尅賊之色肌膚瞤動而不寧則脾家之真陰敗為难治也今則土見回生之色四末得温胃家之陽復故為易愈也

此條傷寒論輯義第一百六十二條

○辨疫證篇大意 并新法

慨自傷寒失傳後人乃以食積虛煩疫欬脚氣𤸪合為類傷寒四證此等名目一出凡習傷寒之家尚苟粗疎已自不識要淅況復加冬溫溫病寒疫熱病溫溫風溫霍乱痓內癰畜血為類傷寒十四證頭上安頭愈求愈失茲欲直遡淵源不得不盡闢岐派蓋仲景於春夏秋三時之病既以冬月之傷寒統之則十四證亦皆傷寒中之所有也若諉之局外漫不加察至臨證模糊其何以應無窮之變我昌於春夏病中逐段指出並以三陽經後

特立痰病一门凡痰飲素積之人有挾外感而動者有不由外感而自動者仲景分別甚明挾外感之邪搏結胸脇三陽篇中已發詳矣此但舉不由外感之痰病照揭其旨俾學者辨證以施治焉耳喻昌

傷寒挾痰挾食證類相似更宜審諦蓋痰者津液所化由風傷于肺濕傷于脾脾肺氣不清脾氣凝滯而成無論風寒濕熱內傷等證必增嘔逆眩暈風寒挾痰則令人咳嗽氣逆濕熱挾痰則令人昏眩痞悶內傷挾痰則令人吐逆妨食但外感風痰則寸口滑浮發熱頭

痛咳嗽自汗宜金沸散溫病熱病挾痰則悶脉滑盛痞悶聲鼾宜凉膈双解内傷氣虛挾痰則氣口脉滑而濡咳吐涎飲宜二陳湯加主朮蓋白朮熱則補脾臟膈寒則豁痰散血燥濕利水人多不知也凡痰病其人亦憎寒壯熱惡風自汗但胸膈痞滿氣上冲咽不得息皆因肺氣不舒故難類傷寒但頭不痛項不强或寸脉浮滑或沉伏爲異耳宜瓜蒂散或稀涎散吐之 參臨玉天士

◎痰症 新法

肺風寒痰　肺風寒痰者憎寒壯熱鼻塞頭

痛胸滿氣急或咳喘右寸浮滑或沉伏者此風痰在肺也如舌白而潤口不渴者痰由寒邪生也宜二陳湯加桑杏前胡羌活蘇薄之類微散之喘加焦麻黄葶藶子以瀉肺　如舌胎白燥口渴者肺家津液少也宜瀉白散加前胡杏仁橘紅茯苓象貝川斛薄荷桔梗之類

肺風熱痰　如微寒發熱胸悶氣逆喘嗽兼喘舌胎黄燥或白刺口渴脉數者此風熱客肺生痰也宜羚羊角前胡桑杏蔞霜貝母桔梗橘紅薄荷全福花淡竹葉之類以去風熱

痰自平矣如痰閉氣逆加竹瀝姜汁潤之

胞絡熱痰　如傷寒神昏譫語目睛微定或舌蹇語澁舌胎尖赤中白而燥者此熱痰乘於胞絡也宜犀角尖川鬱金石菖蒲天竹黄川貝母鉤藤鉤淡竹葉瓜蔞霜之類主之如舌絳神呆痰潮語蹇者内秘也加西黄

痰挾痧疹　凡時感傷寒初起即胸中煩悶氣急痰喘先用豁痰利氣藥痰已行而喘減但煩悶身熱不除反加耳聾足冷者此必痰挾痧疹也急宜透之提之如羚羊連翹牛蒡防風乾葛薄荷枳殼桔梗蟬脫之類

痧疹挾疫　凡時感初起煩悶嘔惡手足指冷寸口脉濇先用解表透疹而病勢不減滿悶喘急仍在者此乃痧疹兼挾伏疫也當疏疫以透疹前胡杏仁象貝瓜蔞橘紅誼文羚羊牛蒡薄荷桔梗竹瀝姜汁之類主之疫行結解痧疹外達而諸症自平

絡中遏疫　如發熱脘悶胸脇肩背皆痛此遏疫竊踞肺胃之絡疫氣交阻故痛宜亡安煎去甘草加桂枝鉤丁茯苓瓜蔞皮片姜黄天虫木香汁之類行之

疫入肝絡　傷寒有解表之後肢体不能轉

動者此痰入于肝絡也當以金星礞石半夏瓜蔞茯苓陳皮天虫全蝎姜汁炒蒺藜川桂枝旋覆花之類以捜入絡之痰肢自遂矣如未應即以養血藥兼之

觧後伏痰　傷寒觧表之後熱勢稍退但覺目鈍神呆身重或痛胸滿不暢者此胃中有伏痰也右關脉必沉伏或沉滑宜二陳湯加枳實瓜蔞姜汁竹茹之類豁之行之

中宫濕痰　如傷寒胸悶寒熱模糊惡心不渴者中宫濕痰也二陳湯加枳實厚朴紫蘇茅朮之類和之

積痰　如發熱胸悶咳嗽氣急痰多濃厚者
中宮積痰也宜燥濕並用如南星半夏炆姜
海石枳實陳皮茯苓之類或導痰湯亦可
解後餘痰　凡傷寒汗解後癍疹已透後尚
覺餘熱未除目睛微定者痰也黑色者亦痰
也其證必中脘痞悶少納不飢宜二陳湯加
枳實麥芽和之　以上傷寒指掌錄出
按痰證萬病皆有之溫熱症更甚凡江南之
東地卑多濕濕釀成痰痰生熱熱生風故溫
熱病痰挾風熱勢兇成疹故治痧疹必滌痰
為先清熱次之在傷寒痰證故結胸痞滿噫

噯等律大陷胸小陷胸五瀉心湯旋覆代赭湯瓜蒂散所由設也如瘀飲詳金匱概不重錄宜參考也 王少峰 批著

痰證第二

病如桂枝證頭不痛項不強寸脈微浮胸中痞鞕氣上衝咽喉不得息者此為胸中有寒也當吐之宜瓜蒂散諸亡血虛家不可與瓜蒂散

金鑑曰病如桂枝證乃頭項強痛發熱汗出惡風脈浮緩也今頭不痛項不強是桂枝證不悉具也寸脈微浮是邪去表未遠已離其表也胸中痞鞕氣上衝喉不得息是邪入裡

未深而在胸中必胸中素有寒飲之所致也寒飲在胸不在腠理解肌之法無可用也痞鞕在胸而不在心下攻裡之法亦無所施惟有高者越之一法使胸中寒飲一涌而出故宜吐之以瓜蒂散也

程應旄曰痞鞕一證因吐下者為虛不因吐下者為實實邪痰飲填塞心胸中下二焦為之阻絶自不得不從上焦為出路所謂在上者因而越之是也

汪琥曰傷寒一病吐法不可不講所以仲景以此條特出之太陽上篇者以吐不宜遲與

太陽汗證之法相等當於二三日间審其證
而用此法也
沈明宗曰素有痰飲內積稍涉風寒引動其
痰即外如桂枝湯證但無頭痛項强知非風
邪中表矣
張錫駒曰氣上衝咽喉不得息者邪挾寒飲
從太陽之氣而上越也
周揚俊曰按寒飲停蓄阻遏胸中之陽使衛
氣不能外固故發熱惡寒汗出純是中風之
證但頭不痛項不强為異耳余於此不免疑
焉痰因涕積脉當滑而不當微也飲為水類

脉又當沉而不當浮也且既曰有寒脉又當沉緊謂兼見而不當微浮也殊不知疫之為病未有不由胃而旁達此則上入胸膈若其一也既入胸膈陽氣阻抑陰不外鼓遂令上焦之氣壅之不利揆之無力故微浮獨見於寸口也其裡證痞鞕氣上衝而不得息有形之飲侵犯上焦設不因高者越之之法則為喘咳種種變證未易言也仲景又慮亡血虛家則陽氣素弱陰血亦傷不用瓜蒂散可也尤在涇曰此疫飲類傷寒證寒為寒飲非寒邪也諸人云疫飲之為病能令人憎寒發熱

狀類傷寒但頭不痛項不搖為異正此之謂
脉浮者病在膈間而非客邪故不盛而微也
胸有寒飲足以阻清陽而凝肺氣故胸中痞
鞕氣上衝咽喉不得息也經曰其高者因而
越之千金云氣浮上部頓塞心胸中滿者吐之
則愈瓜蒂散能吐胸中與邪相結之飲也
舒詔曰此條既頭不痛項不搖即非太陽何
得云病如桂枝蓋胸中痞鞕氣上衝咽喉不
得息者乃太陰留飲上入胸膈名曰支飲乃
為胸中之陽衰乏不能宣布邪飲乃得上僭
法宜大補胸中陽氣兼之散逆逐飲而病自

愈豈可更用吐法以大傷胸中之陽乎仲景必不為此殺人之事也

柯琴曰病如桂枝是現發熱汗出惡風鼻鳴乾嘔等證頭不痛項不强則非太陽中風未經汗下而胸中痞硬其氣上冲便非桂枝證矣病機在胸中痞硬便當究痞硬之病因思胸中痞硬之治法矣胸中者陽明之表也邪中於面則下陽明中于膺亦入陽明則鼻鳴發熱汗出惡風者是邪中於面在表之表也胸中痞硬氣上冲不得息者邪中膺在裡之表也寒邪結而不散胃陽抑而不升故成此

痞象耳胃者土也土生萬物不吐者死若用酸苦湧泄之味因而越之胃陽得升胸寒自散裡之表和表之表亦解矣此瓜蒂散為陽明之表劑

冦宗奭曰此蓋未經汗吐下作膈實故宜吐之

王肯堂曰氣撞心痛者厥陰本病也如氣上冲不吐蚘者為陽證也若冲咽不得息者瓜蒂散吐之往來寒熱者奔豚陰拘攣者陰陽易卒口噤者剛痙與汗吐下之後各有症治方法學者詳之

徐大椿曰論中云咽喉不得息者胸中有寒也寒必兼飲故當吐之即內經云在上者越之是也瓜蒂散即論中所云吐法也梔子豉湯治虛煩非專取吐此方則專於取吐而已

本草瓜蒂病在胸腹中皆吐下之

呂震名曰凡邪在胸中宜吐所謂在上者因而越之是也三味皆探吐之品先煮作稀糜留戀中焦方得引邪上湧而出梔豉湯吐虛邪瓜蒂散以吐實邪同一吐法

此條傷寒論輯義第一百七十五條

瓜蒂散方

瓜蒂一分熬黄　赤小豆一分

右二味各別擣篩為散已合治之取一錢匕以香豉一合用熱湯七合煮作稀糜去滓取汁和散溫頓服之不吐者少少加得快吐乃止諸亡血虚家不可與吐法

金鑑曰胸中者清陽之府諸邪入胸府阻遏陽氣不得宣達以致胸滿痞鞕熱氣上衝燥渴心煩嗢嗢欲吐脉數促者此熱鬱結也胸滿痞鞕氣上衝咽喉不得息手足寒冷欲吐不能吐脉遲緊者此寒鬱結也凡胸中寒熱與氣與飲鬱結為病謂非汗下之法所能治

先得酸苦涌泄之品因而越之上焦得通陽氣得復痞鞕可消胸中可和也瓜蒂極苦赤豆味酸相須相益能疏胸中實邪為吐劑中第一品也而佐香豉汁合服者藉穀氣以保胃氣也服之不吐少少加服得快吐即止者恐傷胸中元氣也此方奏效之捷勝於汗下所謂汗吐下三大法也今人不知仲景子和之精義置之不用可勝惜哉然諸亡血家胸中氣液已虧不可輕與特為申禁

柯琴曰瓜為甘果而熟于長夏清胃熱者也其蒂瓜之生氣所繫也色青味苦象東方甲

三百八四

木之化得春升生發之機故能提胃中之氣除胸中實邪為吐劑中第一品藥故必用穀氣以和之赤小豆甘酸下行而止吐取為反佐制其太過也香豉本性沉重糜熟而使輕浮苦甘相濟引陽氣以上升驅陰邪而外出作為稀糜調二散雖快吐而不傷神仲景製方之精義赤豆為心穀而主降香豉為腎穀而反升既濟之理也

方在精義多有發明醫方集解亦有與義宜參考

病人手足厥冷脉乍緊者邪結在胸中心下滿

而煩饑不能食者病在胸中當須吐之宜瓜蒂散

金鑑曰病人手足厥冷若脉微而細是寒虛也寒虛者可溫可補今脉乍緊勁是寒實也寒實者宜溫宜吐也時煩吐蚘饑不能食乃病在胃中也今心中煩滿飢不能食是病在胸中也寒飲實邪壅塞胸中則胸中陽氣為邪所遏不能外達四肢是以手足厥冷胸滿而煩飢不能食也當吐之宜瓜蒂散涌其在上之邪則滿可消而厥可回矣

喻昌曰此與太陽之結胸迥殊其脉乍緊其

邪亦必作結故用瓜蒂散涌載其邪而出斯陽邪仍從陽解耳

程應旄曰手足厥冷邪氣内阻脉乍緊々而不常往來中倏忽一見也

吳綬曰胸滿多用吐法實者瓜蒂散虛者人參蘆或以香蘇散送下以手探喉中吐之亦可傷寒三四日已傳少陽經脉弦口苦發熱而胸滿小柴胡湯胸中滿悶者加桔梗枳殼各二錢以利之胸脇滿而煩者加瓜實三錢黄連一錢半

舒詔曰水穀之精氣生血精氣者精微純静

之氣故屬陰水穀之悍氣生津悍氣者勇悍浮動之氣故屬陽血入于榮津行于衛皆藉脾中之陽而為傳布周流苟脾氣衰弱其所生之血傳布不盡者停留脈中不能復行經絡而為敗濁兼之胸中之陽不能宣布血即上逆而吐也其所生之津傳布不盡者不得復為精津斯為留飲亦由胸中之陽不能宣布則上入胸中而為咳唾治法皆主大補中氣宣暢胸膈醒脾滌飲一定之理也當究五飲主治之法則得之矣不可用吐用瓜蒂散

徐大椿曰結於胸中陽氣不得四達故手足

三百八十五

厥冷也

此條傷寒論輯義第三百六十條厥陰篇

病胸上諸實胸中鬱鬱而痛不能食欲使人按之而反有涎唾下利日十餘行其脉反遲寸口脉微滑此可吐之吐之利則止此條輯義不錄

金鑑曰胸上諸實謂或痰或熱或寒之數也諸實為病故胸中鬱鬱而痛不能食也欲使人按之不但有痛不能減而反有涎唾知邪在胸中盛滿得按而上溢也經曰下利脉遲而滑者內實也今下利日十餘行其脉反遲寸口惟滑知寒實在上水不下輸膀胱而直

大腸也故但吐之利自止矣

張路玉曰痛不得食按之反有涎唾者知有寒痰在胸中也下利脉遲寸口惟滑者為偏上實故吐之則利自止也合三條總見痰症可吐不可汗合食積痰煩脚氣四證論之勿指為類傷寒但指不可發汗則其理甚精盖食積已是胸中陽氣不布更發汗則陽外越一團陰氣用事愈成危候痰煩則胃中津液已竭更發汗則津液盡亡矣脚氣即地氣之濕邪從足先受正濕家不可發汗之義耳

◎辨宿食證篇大意并新法

傷食亦頭痛惡寒發熱，但身不痛，右関脉短滑或弦滑，與傷寒異。胸膈飽悶，惡食噯氣，此食滯中脘也。宜辛温消導，紫蘇、厚朴、枳實、山查肉、神麯、麥芽之類。兼風寒者，身亦拘痛也，加羌、防散之。舌黄口渴者，兼内火也，加連翹、黄芩、萊菔子凉疏之。若兼脹痛甚者，挾痰積也，加藿梗、川欝金逐之。挾痰與食，乃傷寒兼有之症，臨證者必須兼参可也。

凡停食脹痛在大腹臍以上者，尚在小腸之間，宜消導，不可下。其痛滿在臍及少腹，方是燥屎在于大腸，下之可也。　吳坤安

挾症　宿食篇

消導一法傷寒未有明條然細究玩之有云胸中邪氣胃中有燥屎五六枚又以黄連瀉心湯消痞以梔子豉加枳實治食復比例而推則傷寒夾食者亦可擬以消導之治矣余嘗治外感兼有食滯者用發表之藥汗不出表不解後用消導之法而汗出病愈者又用清裡之藥而裡熱不除後用消導而熱退者又嘗治譫語用消導而愈用清熱之品反不效更有瘀痧内伏連用升提而不出用消導而瘀痧現如是外感門汗下和解温清之外余又不得不補消導一法併彙有下法治大

腸之實余今補消導法治上部胃家之實夫大腸之實在下部行之即消之胃家之實在上部消之即是行之也總之發熱不解胸前飽悶右關脉大宜消導譫語口不乾渴不消水脉大不數者此食滯中宮也宜消導也發狂奔走脉壯有力者宜消導口噤不語如醉如癡脉滑不數口不乾渴此痰飲食滯也宜消導之法先要詳明所傷何物如穀食則用神麯麥芽肉食則用查肉三稜麵食則用萊菔子食氣相凝多用枳實甘寒傳食平胃散加白豆蔻辛溫以散之設胸不飽脹忌消導

右脉空大胃脉双弦忌消導口燥消渴久病不食忌消導時時泄瀉胃素有痢忌消導曾服尅伐在前後乃停滯不化者忌消導傷寒六忌

宿食傷脾則氣口濇滯不調傷胃則滑濇相亦有遲滑及止促者若宿食在上脘并人迎亦滑盛若宿滯已歸大府則氣口雖浮大而按之必濇也△凡解表藥中混用消導裡藥必引邪内入而成結胸下利等證也然又不可純用升散表藥若專一升散則宿食上逆而成䐜脹不適矣故於解表藥中兼理氣豁痰使之流動俟表邪解散然後專力治内廢

三百八六

無引邪入室之虞所以芎蘇正氣為停食感冒之的方也 △溫病熱病挾食無論表裡證見日數雖多並宜涼膈加消導主之錢潢

宿食證第三

問曰人病有宿食何以別之師曰寸口脉浮大按之反濇尺中亦微而濇故知有宿食當下之宜大承氣湯

金鑑曰按尺中微字當是大字若是微字斷無當下之理 △註曰寸口脉浮而大按之反濇謂按之且大且濇且有力也關上尺中亦然大濇有力為實而不利之診故知有宿食

也當下之宜大承氣湯

程知曰滑為有食結滯經宿則脉澁矣尺以候内沉以候裡故宿食之脉按之反濇尺中亦大而濇也

徐大椿曰有食而反微澁此氣結不通之故

章楠曰人病有宿食者謂得陽明病證而兼有宿食也脉浮而大本陽明之病脉也以兼宿食裡結故按之反濇尺中者下焦之氣也食滯腸胃下焦氣不宣通故脉微濇靈樞云水穀者常并居胃中成糟粕而俱下於大腸而成下焦滲而俱下以宿不行則下焦氣閉

故當用大承氣通腸胃去宿食也

周揚俊曰寸口即氣口也宿食停滯関與寸浮大有力是不待言也若按之反濇知中有所傷阻抑中氣不得宣越遂令中亦微濇所滯之物原已深重設不大下所傷不亦多乎然余觀傷寒下例用大承氣湯非試不敢漫投甚以不可輕攻為戒何至宿食更無顧忌耶蓋既無外感則不致有結胸痞痛之變證可知也且惡食不大便或實滿之裡證可知也又何憚而不為此

此條傷寒論輯義未見以下數條出自金匱

下利不欲食者以有宿食故也當下之與大承氣湯

金鑑曰初下利不欲食者是傷食惡食故不欲食也若久下利不欲食者是傷脾食後飽脹不欲食也今初下利即不欲食故知有宿食也當下之宜大承氣湯無疑也

程郊倩曰傷食惡食故不欲食與不能食者自別下利有此更無別樣虛證知非三陰之下利而爲宿食之下利故當下之

徐大椿曰傷食惡食凡禁口利亦必因宿食之故

章楠曰下利不欲食者外邪入裡與宿食膠結如近世噤口痢之類必有腹痛邪積之證可驗也若脾虛下利而胃寒不欲食當用理中等法溫中扶脾胃也必有實熱積滯方可以承氣湯下之虛實之分即死生攸關不可誤也亦有虛寒而兼宿食者附子大黃並用溫花通府古法多矣蓋臟溫則陽氣化腑通則宿積去也

周揚俊曰不欲食非不能食言傷食惡食也脾土受傷不能健運豈能去舊而新是謀乎蓋言受病未幾利速旁流雖下利而宿食仍

未消也若久利之後中州敗壞致不能食者即溫補尚恐難救豈可反用承氣乎讀者當於下利不欲食句着眼如可以知下利為宿食不欲食亦因宿食也

下利脉反滑當有所去下之乃愈宜大承氣湯

金鑑曰下利脉反滑是邪盛脉實不相宜也若其人形氣如常飲食如故乃有當去之積未去也下之乃愈宜大承氣湯

程郊倩曰滑為實故可行通因通用之法

徐大椿曰脉滑則實實邪不留宜下之用大承氣湯主之

三百八九

章楠曰下利氣臭脉必沉弱反滑而有力是實熱內盛火性急迫而利當有熱邪所結而逐去之宜大承氣湯下之乃愈也

下利三部脉皆平按之心下鞕者急下之宜大承氣湯

金鑑曰下利心下鞕者諸瀉心湯證也若寸關尺三部脉實大有力雖下利仍宜攻其鞕也

方有執曰三部脉皆平血氣和可知也心下鞕實也所以急下之也

張錫駒曰本經云若自下利者脉當微厥今

反和者此爲内實也宜下之

章楠曰浮中沉三部脉皆平元氣充也心下鞕者邪結實也下利者熱邪逼水下行而邪結不動下利多津液乾難下不適故當急下也

徐大椿曰無外邪症故脉三部和平也心下鞕者有形實邪可知也

周揚俊曰惟鞕在心下故下不可以緩亦不可以脉平而用他藥下之也

張路玉曰下利三部脉皆平其人元氣本强也且按之心下鞕者爲食滯中宫無疑

徐彬曰此言下利有實邪者不問虛實久暫皆當去之不得遷延養患也但實邪何以別之如下利三部脉皆平不應胸中有病然按之心下堅此有形之物積於胸中未動氣血不形于脉而病氣所侵漸將及脉故急下之以杜漸 金匱論注

李彣曰下利按之心下堅者實也設或脉見微弱猶未可攻今三部脉皆平則裡氣不虛可知自宜急下之此憑脉又憑證之法也

趙以德曰傷寒論堅作鞕註曰下利脉當微今反和者此為內實也下利三部脉平此非

三百九十

和平之平氣下泄也或有宿食寒熱結于中焦故鞕則邪甚也宜大承氣湯下之

下利脉遲而滑者内實也利未欲止當下之宜大承氣湯

金鑑曰脉遲不能兼滑惟浮取之遲沉取之滑則有之矣今下利脉遲而滑謂浮遲沉滑也浮遲則外和沉滑則内實欲止内實之下利仍當下之使積去則利自止宜大承氣湯

程郊倩曰遲而滑滑在下而遲在上知為物阻之遲非寒因之遲故但下其所阻則内實去而利自止矣

章楠曰脉滑為熱遲者邪結内實氣行遲緩也利未止義與上條同

徐彬曰下利脉遲似乎真氣結而脉之循行不能如期然又見滑滑乃有邪之脉明是有邪而見遲滯之象故曰實也實者邪實利何肯止故宜急下以逐賊

尤在涇曰脉遲為寒然與滑俱見則不為寒而反為實以中實有物能阻其脉遲行夫利因實而致者實不去則利不止故宜急下

趙以德曰成註脉遲者食乾物得之滑者穀氣實脾胃不消水穀以致下利者與大承氣

三百一九

去宿食利自止矣

病人腹中滿痛者此爲實也當下之宜大承氣湯

金鑑曰腹中不滿而痛者病或屬虛若滿而痛則爲實矣當下之宜大承氣湯

張路玉曰腹中旣滿且痛爲實結無疑急須下之

程郊倩曰病腹中滿痛雖在陰經亦可下不必其爲陽明矣

章楠曰以上各條或舉脉或舉證互明其理皆爲實熱故當下也如下利不欲食有宿食

當下亦必有如前後各條之脉證可憑教人勘驗者也

周揚俊曰腹中痛而不滿則為陰寒滿而不痛則為虛氣兼則為實也

宿食在上脘者當吐之

金鑑曰胃有三脘宿食在上脘者痛在胸膈痛則欲吐可吐不可下也在中脘者痛在心口痛欲吐或不吐可吐可下也在下脘者痛在臍上痛不欲吐不可吐可下也故曰宿食在上脘者當吐之此詳凡在上者皆可吐也

成無已曰宿食在中脘則宜下宿食在上脘

則當吐內經曰其高者因而越之其下者引
而竭之
方有執曰上脘謂胃府之口也
張志聰曰胃為水穀之海有上脘中脘下脘
之分上主納中主化今食在上脘不得腐化
故為宿食當吐之
程郊倩曰宗氣聚於胸中升降呼吸出焉清
陽之分豈容濁物留滯吐以宣之使無障礙
也若為表邪傳入無形而有形則痞結胸另
有治法均非宜矣
章楠曰脹在上脘知為宿食當吐之以其近

三百九三

在胃口吐之爲去下之反逆而不行也
下利差後至其年月日復發者以病不盡也當
下之。
金鑑曰下利差後至其年月日時而復發其
利者此宿食積病攻之不盡故也若其人形
氣不衰飲食尚强當攻其未盡自不復發矣
宜大承氣湯
方有執曰其期也謂周其一年之月日期也
程郊倩曰下利差後而餘邪之棲於腸胃迴
折處者未盡是爲伏邪凡得其候而伏者仍
應其候而伸下則搜而盡之矣

周揚俊曰宿食下利與外感下利不同然病不盡則利亦不除乃曰至其年月日復發以病不盡者蓋有故也利後未嘗補益元氣使復其舊及至時令所行而胃氣自怯必至復為食傷致多積滯而復下利故曰當下而不出方者則為寒為熱為痰為飲俱未可知也

章楠曰宿積未淨至其年月日仍感舊時之氣候則邪動而病發後世所云休息痢者是也故當下其宿積而利不復作矣

沈明宗曰此舊積之邪復病也下利差後至其年月日時復發者是前次下利之邪隱僻

腸間今值藏府司令之炳觸動舊邪而復發然隐僻之根未除終不能愈故用大承氣迅除之耳

徐彬曰下利已愈至年月日時復發豈有应時感邪之理明是病根不拔先時臟氣于此日受傷則臟氣至此日亦怯怯則邪復自動相乘故曰以病不盡故也當下之以絶根已上俱用大承氣者枳朴硝黄走而不守去病即止不若消積等藥藏府反有損削之憂耳

趙以德曰因四時之氣所感而為積者必有所令之藏畜之病下利已去不盡非其時則

所感之藏氣不王故稽留而不動再遇其時則乘王而動動則下利復作腸胃病積聚不盡故當下之

張路玉曰此條世本尚有宜大承氣湯五字衍文也故去之詳未盡之邪可以留伏經年而發必係寒邪寒邪惟可備急丸溫下不宜大承氣寒下也設屬熱邪必無經年久伏之理

◎辨動氣證不可汗下篇大意 并新法

動氣者築築然跳動見于臍之上下左右也以其人脾氣素虛水結不散即發動氣狀如

奔豚但動氣時聚時散奔豚則固結不散也又病人素有痞結亦為動氣皆不可發汗下之誤下則腹滿拘急身雖熱反欲踡臥無論左右上下通宜甘草乾姜湯加茯苓桂心或理中去朮加桂苓痛甚加吳萸附子以求閉氣桂洩奔豚也凡傷寒動氣必須審問非脉可知也 緒論

傷寒動氣何以明之動氣者為築然動於腹中者是也臟氣不治隨臟所主發泄于臍之四旁動跳築築然也難經曰肝內症臍左有動氣按之牢若痛心內症臍上有動氣按之

牢若痛脐内症脐右有動氣按之牢若痛腎內症脐下有動氣按之牢若痛是藏氣不治腹中氣候發動也動氣应臟是皆真氣盬雖有表裡攻發之症即不可攻下且脾内症當脐有動氣經特曰脐之四旁動氣不可汗下獨不言脾候當脾有動氣者以脾者中州為胃以行津液發汗吐下猶先動脾况脾家發動氣者詎可動之也所以特不言之也傷寒所以看外症為當者不在脉之可見必待問之而得者發汗吐下務要審諦揣此動氣頗可知矣 明理論

成氏註右肺左肝上心下腎四藏分屬動氣引難經皆歸之氣盛固然然氣盛曷有動氣又必在臍之左右上下何也臍者先天之蒂所存也氣實則充而固氣盛則搖而動如水在瓶中滿則搖之亦不動盛則可以搖動而有聲推之腸鳴亦可知其象義矣氣本一又何屬四臟乎可見臍之氣通乎諸府為先天之元此氣不足則按其部位知所適之諸氣必不治也不治即不至不至即不足無非氣不能及之義成註引難經云按之牢此非正氣盛也有邪居之也何邪乎寒邪也氣不足

而陽虛陰邪入而參之參雜于其中也愈見四藏氣不至而不能開散即知本部寇賊不靖知其官吏之治無術也虛而發汗概在所禁況有積耶發汗則正氣益虛陰邪伏者必起矣居臍之左右上下者皆各有變症就動氣之可按驗者可以明其禁也此皆由元氣虛而於氣弱所以臍之四方有動氣已示端倪不審明而悞下其變症與悞汗大同而小異（魏荔彤）

動氣乃藏氣不調肌膚間跳動於臍旁上下左右及在乳之下曰虛里者皆其所聯絡者

也此天一無根氣不藏蓄而鼓動於下誠真陰失守大虛之候也余治此證則惟直救真陰以培根本使氣有所歸無不獲效若腎虧損則以腎氣丸右歸丸左腎虧損則以六味丸左歸丸或作丸料煎飲寒熱條辨

其人素有積氣偶感傷寒醫者妄施汗吐下法致動其氣隨藏所主而見於臍之左右上下是皆真氣不足動及當臍者以脾為中州發汗吐下先動脾氣故不待言之也故真氣內虛藏氣不治慎不可汗下也又有腎藏之氣內虛水結不散與水摶即發奔豚通宜理

中去朮加桂以朮能燥腎水而用桂能洩奔豚故也 葉桂

動氣者築築然動于臍旁上下左右甚者連及虛里心脇而渾身振動也此病由于妄汗妄下血氣大虧以致腎氣不納鼓動于下而作也或由其人少陰素虧因病而發恒見于瘦薄虛弱之人方書都以理中湯去白朮加肉桂倍茯苓治之以伐腎邪恐未切當蓋奔豚屬水邪而動氣屬腎虛不若八味飲加五味胡桃直培根本以收納腎氣多服自效

凡傷寒至發動氣光腎氣大虧水火並竭其

見證六脉遲軟舌潤不渴脐腹冷如冰煖炉晝夜不舍飽則動緩飢則動甚於此可知其虛非大剂八味多服不除寒甚加炮姜若止少陰水虧動氣亦不甚兇有舌乾口渴脉數可選宜都氣飲加胡桃肉以納之左歸飲加減亦可

雜症處亦發動氣宜照本病施治如怯弱痢疾之類以上傷寒指掌参景岳全書

動氣者真氣不能藏而發現於外也肝生於左脐左肝之位也臍上心之位也當脐脾位乎中也肺藏於右脐右肺之位也腎居最下

三百九四

臍下腎之位也　徐大椿引難經釋義

動氣證第四

動氣在右。不可發汗。發汗則衄而渴。心苦煩。飲即吐水。　動氣在左。不可發汗。發汗則頭眩。汗不止。筋惕肉瞤。　動氣在上。不可發汗。發汗則氣上衝。正在心端。　動氣在下。不可發汗。發汗則無汗。心中大煩。骨節苦痛。目眩。惡寒。食則反吐。穀不得前。

金鑑曰。動氣者。築築然氣跳動也。臍之上下左右。四藏之位也。四藏之氣不安其位。故動也。緣素為客邪所擾。本藏之氣已失其守。尚賴中州胃氣為主即有表邪不可發汗恐胃中之氣液兩傷本藏失養則所不勝之邪因而同病也動氣在右若肺氣不治心不恒德若誤汗之則心氣愈熱血脉沸騰故衄而渴苦煩也肺失治節不能通調水道故飲即吐水也動氣在左肝氣不治肺不恒德若誤汗之則肝急失升故頭眩也若汗出不止津液失養筋肉故惕瞤也動氣在上心氣不治腎不恒德若誤汗之則心虛故腎氣上衝正在心端也動氣在下腎氣不治脾不〔恒〕德若誤汗之腎水虛竭故骨痛惡寒無汗心煩目暈也脾

土過燥不守常化故食則反吐穀不得近也

程知曰此言動氣不可發汗也蓋正氣內虛藏氣不治故氣築築然動動氣為裡虛故不可發汗

程郊倩曰藏氣不安其位故動因素有邪據本藏之氣反在依附之間最易離經所恃莫安之者全賴胃氣為之主發汗虛其胃氣則四藏失所養反被邪攻各見離經之象病雖左右上下之不同要其失於建中之義則一也

方有執曰五藏皆有動氣詳見難經在右以

肺言也不可發汗內證也衄渴煩吐見太陽篇蓋手太陰之脉起于中焦下絡大腸還循胃口上鬲屬肺從肺系橫出腋下下循臑內行手少陰心主之前而其藏通氣於鼻所以有諸證之變也動氣在左肝之內證也其主風故頭眩也汗不止者肝納血血之液為汗追汗則肝不納血血不歸經故液有時而無斂也筋惕肉瞤者筋賴血以榮血虛則營衰汗多則亡陽而亡津液所以然也動氣在上心之內證也氣上衝正在心端者心屬火而主血腎屬水而生氣發汗則心虛水能尅火

故腎乘心之虛欲上凌之也而心之脉起于心中出屬心系下鬲絡小腸腎足少陰之別名曰大鐘當踝後遶跟別走太陽其別者並經上走於心包然則上衝之氣亦當正在心端也動氣在下腎之内證也無汗者腎水藏在臍為冬陰沉在下其主閉藏其經少血也大煩者揺發其汗則水乾火無制也骨節苦痛目運者腎主骨骨之精為瞳子水乾則骨枯而瞳子無榮養也惡寒者腎合太陽也食則反吐穀不得食者王冰曰病呃而吐食久反出是無水也然難經動氣有五此言四藏

而不及脾豈以脾不與四藏同禁也又以四旺同推也

周揚俊曰土氣衰弱不能制水遂令飲結而成此東垣云撥之牢若痛者動氣也凡有動氣即兼外邪斷不可發汗汗之復傷脾絡之陽兼耗胃家之液必為衄為渴而心煩飲入即吐成上逆之證也

章楠曰動氣在右者脾肺之氣不和也發汗升陽以動火逼血則衄而渴心苦煩也脾主升肺主降升降不和平而氣逆於胃故飲即吐水也

三百九
五

動氣在右不可下下之則津液内竭咽燥鼻乾頭眩心悸也　動氣在左不可下下之則腹内拘急食不下動氣更劇雖有身熱臥則欲踡　動氣在上不可下下之則掌握熱煩身上浮冷熱汗自泄欲得水自灌　動氣在下下之則腹脹滿卒起頭眩食則下清穀心下痞也

金鑑曰動氣在右肺失治矣下之則肺先竭津液内竭故咽燥鼻乾頭眩心悸也動氣在左肝失治矣下之則肝氣益急故食不下腹内拘急動氣更劇表實未減裡虛益甚故雖有身熱臥則欲踡也動氣在上心失治矣下

之則陰液益傷心火更甚故掌心握熱煩熱
汗出欲得水澆即有身上浮冷亦火盛格陰
使然也動氣在下皆失治矣下之則寒氣內
甚而腹脹滿故卒起頭眩心下痞滿食則下
利清穀也
程應旄曰動氣誤下是為犯在左右上下隨
其經氣而致逆故禁同汗例
張璐玉曰動氣本因脾土衰弱不能約制腎
水水飲凝結而成雖水乘土位之微邪而仲
景汗下俱禁者以汗下必先動脾之津液故
東垣每以驗脾之盛衰凡按之牢若痛者即

動氣也至於病人素有積聚連在臍旁亦曰
動氣汗下尤不可犯通宜理中去朮加桂苓
為主以茯苓利水桂泄奔豚故宜不用白朮
滲氣故去之然久病脾氣衰極而無客邪者
生朮以附子製用亦無妨礙更須參以所見
之症為主治不必拘活人書等方藥也
謹按動氣一證仲景有戒例而無治法考
經旨虛里穴其動應衣宗氣泄也又與
難經十六難五藏有動氣乃五藏內症
不謀而合仲景自序云撰用素難而成
傷寒雜病論可知此篇動氣證即內經

虚里穴跳動難憑五花之動氣只皆同也諸前輩註傷寒家未有能悟其方藥心法惟活人書諸方亦未必能妥帖張路玉先生云不必拘于活人書等方宜矣然此證切不可汗下而清補之法不言可知矣設動氣挾傷寒雖不可汗下之正法又當從事挾寒症之例耳仲景揭動氣例是教人察乎虛實之治法也余購得診病奇侅一書按腹備求審證施治無不當矣 王考峰拔識

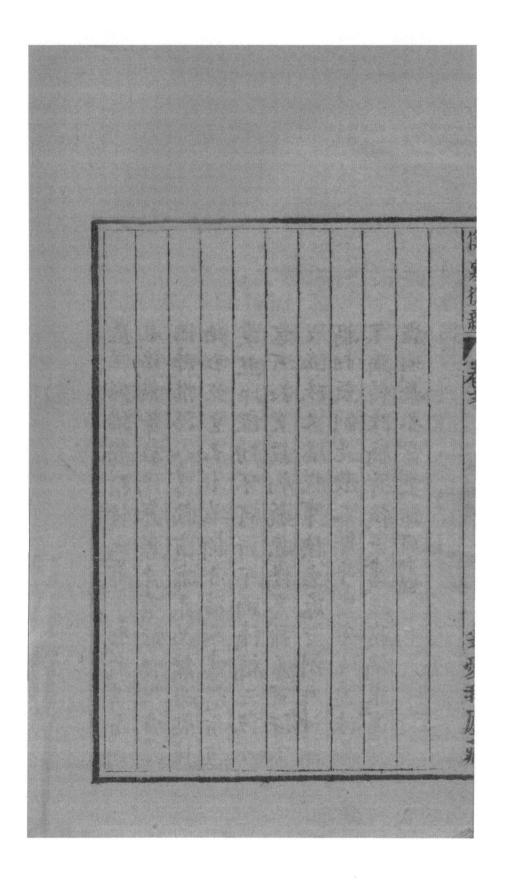

傷寒從新 十七

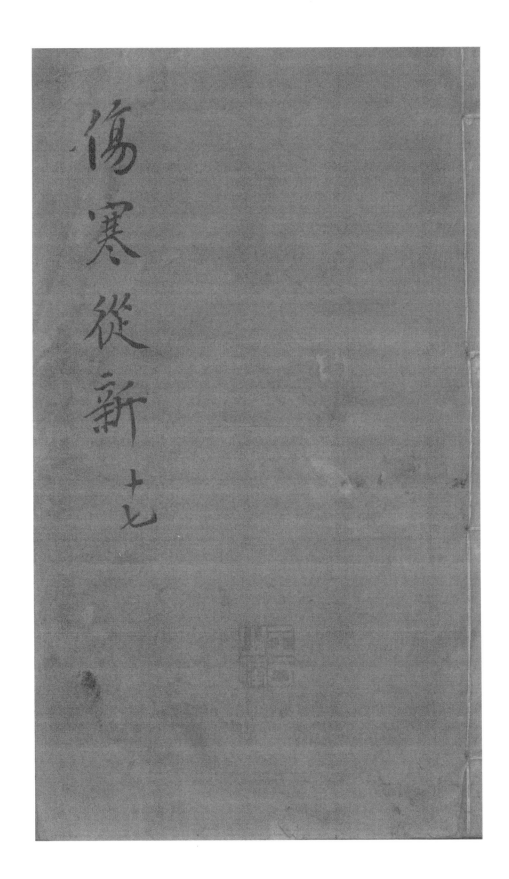

傷寒從新卷十三目錄

海陽王少峰輯
受業張子卷校

傷寒從新卷十三目録終

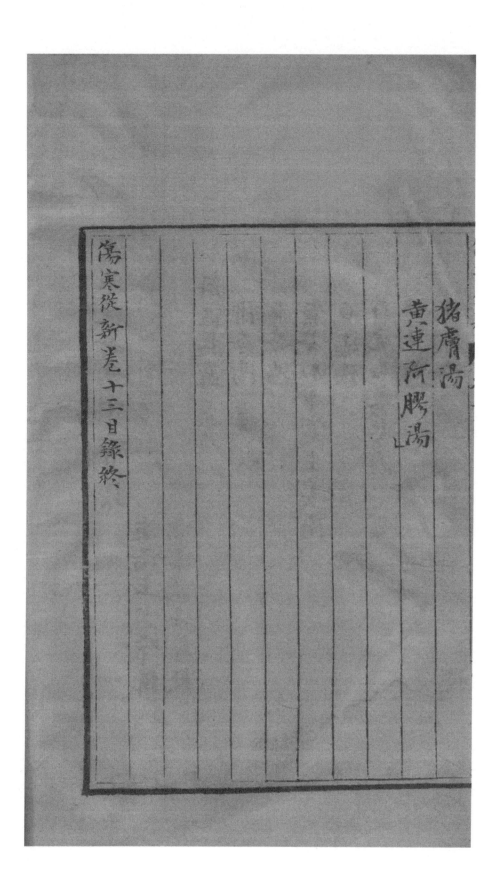

傷寒從新卷十三

寓苕溪王少峰輯學
受業張子菴校字

漢張機原文

△辨溫熱證篇大意 并新法

仲景溫病熱病諸例向來混入傷寒六經例中致使後世有以黃芩白虎湯誤治傷寒者有以黃芩白虎證誤呼傷寒者良由混次不分以致蒙昧千古自長沙迄今惟守真一人獨得其秘則又晦其名目不曰溫熱而曰傷寒何怪當時名家動輙錯誤耶今將溫熱諸條另析此篇學者洗心讀之如瑯函一展火輪

劒樹頓化清凉大地也　張璐

金鑑曰內經言熱病皆傷寒之類也非謂類乎傷寒乃謂與傷寒同乎一類之病也蓋傷寒因傷時令之寒而得名也溫病熱病亦隨時而易其名耳經曰冬傷於寒則為病熱此即時而病者也經曰冬傷於寒春必病此過時而病者也經曰凡病傷寒而成溫者先夏至為病溫後夏至為病暑暑即熱之謂也此隨時而病者也是則秋分以前皆得以熱病名之秋分以後皆得以傷寒名之矣此軒岐仲景立傷寒溫病熱病之名義也經又云藏

於精者春不病溫此明過時不病之原也經曰冬不藏精春必病溫此明過時必病之故也於此可知傷寒為病不在精之藏與不藏而但有觸犯即得為病非若溫病熱病藏精則不病不藏精則必病也但能藏精者縱偶感於邪或溫或暑其病自輕不藏精者雖微感其邪或溫或暑其病必重差為稍異耳若專以冬不藏精毫無外感為少陰本病熱從內生則悖仲景溫病之旨矣仲景論中但言太陽初病發熱而渴不惡寒而渴不惡寒者為溫病辨其非傷寒非謂太陽之寒不由表

入竟從少陰之熱內生為病也經又曰風温為病脉陰陽俱浮是明指温病之發因感春風輙動內熱而始發所以陰陽脉俱浮也盖以温病風温與熱病論互發其義但熱病一論經已昭然若復立論未免贅疣非仲景詳於傷寒而略於温證也今將伏氣温病合為一篇其温熱治法同於六經讀者再細玩素問熱病論及刺熱評熱諸條與是論互相參考自有得焉

又曰經曰冬傷於寒春必病温至夏為熱病熱病皆傷寒之類也冬傷於寒謂冬傷正令

微寒未即病也冬不藏精之人或辛苦之人汗出內外失其固密在冬則早已損傷腎於陰氣陽熱獨治所以至春一感微邪即引內熱炎炎之勢不能已矣故病而即渴不惡寒也初病無汗有表證者從劉元素兩解湯治法可也有汗內熱盛者或清或攻急瀉其陽而救其陰若因循失治昏狂諸熱證至則緩不及事也表裡無證隨六經以意消息治之自可適神也 温病熱病

又曰冬傷於寒不即病者復感春寒名曰温病復感春風名曰風温風温有汗不可汗也

若誤汗之益助火邪則身熱如火自汗津津不止言語难出身重多眠鼻息鼾鳴也風温陰陽脉俱浮不可下也若誤下之熱陷膀胱竭其津液則直視失溲小便少也風温熱盛若誤以火薰蒸强汗火旺津亡則發黄色瘈瘲驚癇也風温之症不可汗下主以葳蕤湯若脉盛汗多主以桂枝合人參白虎湯一逆引日再逆促命期也 風温

又曰冬病傷寒春病傷風夏病暑秋病瘧皆四時正令之常病也若春应暖而反寒夏应熱而反凉秋应凉而反熱冬应寒而反温此

非其時而有其氣疫為殃也冬應冷而反溫而病傷寒者名曰冬溫春應溫反寒而病傷寒者名曰寒疫若一時之氣不正長幼皆病互相傳染名曰瘟疫凡此病須識歲氣太過不及六淫勝復人之强弱藏之寒熱量其輕重或汗或攻輕以劉元素之双解散重以李杲之二聖救苦丸隨證施治可也冬溫瘟疫寒疫

又曰經曰溫瘧得之冬中於風寒氣藏於骨髓之中至春陽氣尚微邪氣不能自出因值大暑爍腦髓消肌肉腠理發洩或有所用力邪氣與汗同出則陰虛而陽盛故熱生也衰

則氣復入入則陽虛而陰盛故後作寒也其
證同溫熱治亦相同也 溫瘧
黃坤載曰溫病者春時之感於風露者也經
曰夫精者身之本也故藏於精者春不病溫
經又曰凡陰陽之要陽密乃固陽強不能密
陰氣乃絕因於露風乃生寒熱是以冬傷于
寒春必病溫陽強不密即冬不藏精之義四
時之氣春生夏長秋收冬藏木火司於生長
金水司乎收藏冬時寒水當令陽氣潛伏宜
順天時以藏水精精藏則相火不泄腎陽乃
密若冬不藏精坎陽泄露相火升炎孔竅常

閒是以爲傷於寒寒束皮毛相火莫泄雖當冰雪之天實行曦赫之令及其令氣一還寒去温來襲以春風開其皮毛榮愈欲泄氣愈欲閉衛氣斂閉遏其榮血鬱熱燔蒸温病作矣故曰冬傷於寒春必病温冬傷於寒者因腎精不藏相火發泄外寒閉其内熱也春必病温者因衛氣得風遏其榮血也非叔和序例所謂冬時嚴寒中而即病者名曰傷寒不即病者寒毒藏於肌膚至春變而爲温病之謂也與若痓若濕若暍若霍亂等較之風寒之病雖不同氣而實則同類熱病論熱病者

傷寒之類也故將傷寒之證列於六經之後風寒溫痓濕暍霍乱等皆是外感之病故為同類

溫病

喻昌曰仲景書詳於傷寒略於溫熱以法度俱錯出於治傷寒中耳後人未解義例故春溫一症漫無成法可師而況觸冒寒邪之病少感發溫氣之病多寒病之傷人什之三溫病之傷人什之七古今缺典莫此為大昌特會內經之旨以暢發仲景不宣之奧內經云冬傷於寒春必病溫此一大例也又云冬不藏精春必病溫此一大例也既冬傷於寒又

冬不藏精至春月同時病發此一大例也舉此三例以溫症而詳其治然後與三陽三陰之例先後同符蓋冬傷於寒邪藏肌膚即邪中三陽之謂也冬不藏精邪入陰藏即邪入三陰之謂也陽分之邪淺而易療陰分之邪深而難愈所以病溫之人而有發表三五次而外症不除者攻裡三五次而內症不除者源遠流長少減復劇以為在表也又似在裡以為在裡也又似在表用溫熱則陰立亡用寒凉則陽隨絕凡傷寒之種種危候溫病皆得有之亦以正虛邪盛不能勝其任也至於

熱病尤為十中八九緣真陰為熱邪久耗無以制亢陽而燎原不熄也以故病溫之人邪退而陰氣猶存一線者方可得生然多骨瘦皮乾津枯肉燥經年善調始復未病之体實緣醫者於此一症茫然不識病之所在用藥不當邪無從解留連展轉莫必其命昌之目擊心傷者久之茲特出手眼以印正先人之法則以永登斯人於壽域後有作者諒必不以為狂誕也

溫病總論

喻昌曰謹將冬傷於寒春必病溫定為一大例曰冬傷於寒藏於肌膚感春月之溫氣

而始發肌膚者陽明胃經之所主也陽明經中久鬱之熱一旦發出而外達於太陽有略惡寒而即發熱者有大熱而全不惡寒者有表未除而裡已先實者有邪久住太陽一經者有從陽明而外達太陽者有從太陽復轉陽明不傳他經者有自三陰傳入胃府者有從太陽循經徧傳三陰如冬月傷寒之例者大率太陽陽明二經是邪所盤據之地在太陽則寒傷營之證十不一見在陽明則譫語發斑衄血畜血發黃脾約等熱證每每兼見而凡發表不遠熱之法適以增溫病之困阨

也況於治太陽經之證其法度不與冬月相同蓋春月風傷衛之證或有之而寒傷榮之證則無矣且由陽明而達太陽者多不盡由太陽而陽明少陽此似此則温證之分經用法比之傷寒大有不同而世方脈指云某日某經某日傳經已盡究竟於受病之經不能揆察以求良治△按温熱病亦有先見表證而後傳裡者蓋温熱自內達外熱鬱腠理不得外洩遂復還裡而成可攻之證非如傷寒從表而始也△傷寒從表而始故誤攻而生變者多温症未必從表始故攻之亦不為大

变然欝熱必從外泄為易誤攻而引邪深入終非法也 按溫熱病表證兼見而裡病為多故少有不渴者法當以治裡為主而解肌兼之亦有治裡而表自解者其間有誤攻裡而致害者乃春夏暴寒所中之疫證邪純在表未入於裡故也不可與溫熱病同論冬傷於寒春必病溫

喻昌曰謹將冬不藏精春必病溫分為一大例曰人身至冬月陽氣潛藏於至陰之中內經教人於此時若伏若匿若已有得重藏精也故為冬不藏精者春必病溫見病所由來為定之理必然之事蓋以精動則関開而氣

洩則寒風得入之矣而腎主閉藏者因是認賊作子賊亦無門可出及至春月地氣上升肝木用事肝主踈洩木主風於是吸引腎邪勃勃内動而刼其家寳矣然邪入既深不能遽出但覺憒憒無奈其發熱也全在骨髓之間自覺極熱而捫之反不烙手任行表散汗出而邪不出徒傷津液以取危困其病校之冬傷於寒寒一例則倍重矣△彼冬不藏精之例乃内經之例非仲景之例也非仲景之例言之未免為悖然觀仲景之論温證第一條已發其端昌可言之無罪矣其曰發汗已身

灼熱者名曰風温風温為病脉陰陽俱浮自汗出身重多眠睡鼻息必鼾語言难出若被下者小便不利直視失溲若被火者微發黄色劇如驚癎狀時瘈瘲若火熏之一逆尚引日再逆促命期此一節至理千古若明若昧未經剖晰全不思既名温病即時行外感何又汗之下之火之俱為逆耶蓋熱邪久蓄少陰腎中精水既為所傷重加汗下火刼陰之法乃為逆耳其自汗出身重多眠睡鼻息鼾語言难者一一皆少陰之本證也膀胱為腎之府故少陰證具若被下之則膀胱之陰亦

傷而直視失溲者腎精不上榮腎氣欲外奪也若被火刧則陰愈虧而邪愈熾甚則如驚癎狀而時瘈瘲也一逆再逆言汗下之誤可一不可二非汗而又下而又汗之為再誤也由此觀之冬不藏精之溫證顯然昭著矣再按仲景之論誤下有結胸及痞挾熱鶩溏臟寒不禁等證從未說到小便不利直視失溲於此言之者謂腎以膀胱為府素不藏精之人誤下則膀胱益虧以故小便不利直視失溲其變亦倍重於膀胱也況於風邪內爍津液乾燥大便難通之必通使令膀胱

受累而小便自遺試觀好色之人多成癃淋可類推也今之醫者亦講於悞下而絶膀胱之化源立取危困之理耶。又按熱邪久伏腎中其證與第一條自不相同其發熱也皆從骨内鬱蒸而出皮間未熱而耳輪上下已先熱矣始發之時多兼微寒不似第一例之全不惡寒以少陰居北方寒水之位也及至大熱灼肌多不惡渴不似第一例之大渴以熱邪初動而陰精尚足持之也其從則不惡寒而渴與第一例證渾無別矣始先用藥深入腎中領邪外出則重者輕而輕者即愈矣喻昌曰按冬既傷於寒冬又不藏精至春月兩邪同發則冬傷於寒者陽分受邪太陽膀胱經主之冬不藏精者陰分受邪少陰腎經主之與兩感傷寒證中一日太陽受之即與少陰俱病則頭痛口乾煩滿而渴之例分毫不差但傷寒證自外入內轉入轉深故三日傳徧六經溫證自內達外既從太陽之户牖而出勢不能傳徧他經表裡只在此二經者為恒也若更挾外邪從太陽少陰經中二日傳陽明太陰三日傳少陽厥陰則藏府之邪交熾不俟六日即死矣蓋太陽少陰邪發之日

正已先傷外邪復入正氣又傷即與再傳無異藏府之氣幾何決無所供三傳之理也但既是温證表裡横發重復感受外邪者十中無一所以温證兩感之例原有可生之理昌治金鑑一則先以麻黄附子細辛湯汗之次以附子瀉心湯下之兩劑而愈可見仲景法度森森具列在人之善用也今人見熱煩枯燥之證而不敢用附子者惡其以熱助熱也孰知不藏精之人腎中陽氣不鼓精液不得上升故枯燥外見纔用附子助陽則陰氣上交於陽位如釜底加火則釜中之氣上騰而

潤澤有立至者仲景方中輙用附子一枚今
人一錢亦不敢用總由其識之未充耳昌亦
非偏重温也以少陰經之汗下與他經不同
如治金鑑先以温法及汗法一藥同用次以
温法及下法一藥同用而收功反掌蓋舍二
法別無他法也設汗藥中可以不用温下藥
中可不用温是與治傷寒陽邪之法全無差
等矣昌之分温證爲三例者道本自然其不
以章孫穿鑿取後世之訕議也明矣再按
冬傷於寒又不藏精春月病發全似半表半
裡之證乃以半表半裡藥用之病不除而反

増所異者何此證乃太陽少陰互為標本與少陽之半表半裡絶不相涉也然隨經用藥箇中之妙難以言傳蓋兩經之病從太陽汗之則動少陰之血從少陰温之則助太陽之邪仲景且謂其兩感於寒者必不免於死況經粗工之手尚有治命之理耶所云治有先有後發表攻裡本自不同此為秘訣乃兩感傳心之要即治温萬全之規

周揚俊曰喻昌尚論篇闡發仲景聖人傷寒論殊暢也然皆粉本中行方先生者也其醫門法律闡論金匱要略殊貫也又皆粉本以

總趙先生者也其尚論溫病特會內經之旨以發仲景不宣之秘且謂仲景略于溫病而法度錯出于治傷寒中因內經云冬傷于寒春必病溫此一大例也冬不藏精春必病溫此一大例也既冬傷于寒又冬不藏精至春月同時病發此一大例也舉此三例以論溫證而詳其治然後與仲景三陽三陰之例先後合符蓋冬傷于寒邪藏肌膚即邪中三陽之謂也冬不藏精邪入陰藏即邪中三陰之謂也嘉言之論如此然不知溫病無陰陽之分也何也冬有溫氣先開發人之衛氣而苌

得以襲之所謂邪之所湊其氣必虛惟不藏精之人而後虛也虛則寒傷其經經必少陰以少陰本藏寒也乃所傷原微且冬月寒水司令其權方盛故微邪不敢抗衡然卧榻之側豈庸他人鼾睡惟有阻彼生息暗爍精髓至時强不長而水不足以供其資始則當春而温木旺水竭所欝升發火氣熾灼病温作矣然則所傷寒也為病者温也所伏者少陰也所發者少陽也故病必有陽而無陰藥必用寒而遠熱黄芩湯其大義也然則嘉言之論温有陽有陰如傷寒三陰經可用辛熱者

余曰否否不然也问曰傷者寒也何以病温
答曰傷寒本病寒矣而何以熱也寒鬱榮间
不一二日而成大熱况伏藏于内者数十日
之久耶夫既傷肌肉何以得入少陰经中惟
不藏精則少陰先病故邪傷者少陰也春属
木則自内發出無論兼太陽或陽明總無不
由少陽何也彼少陽行春令也既從少陰矣
何仲景專云太陽病盖太陽與少陰相表裡
者也故以發熱為太陽也曰不惡寒明太陽
無表病也則其熱自内出而非外邪之来也
仲景複言太少合病者發熱不惡寒或兼有

耳聾脇滿證也言三陽合病者以脉大屬陽
明而多眠則熱聚於胆也不言法者總以黄
芩湯爲主治也　問春温亦同一二表證者
乎曰有之伏氣之源雖由冬日然安保風之
傷人不在伏氣將發未發之時乎故兼外感
者必先頭痛或惡寒而後熱不已此新邪引
出故邪也或往來寒熱頭痛而嘔稍愈後而
渾身壯熱爲病者此正氣又虚伏發更重也
總之無外證者以黄芩湯爲主治兼外感者
必加柴胡或以本經藥解外必無發汗之理
故仲景云發汗已身灼熱者名風温謂誤用

辛熱之藥既辛散以劫其陰復增熱以助其陽遂使内熱更熾脉俱浮有如此之危證也舍黄芩湯別無治法也

又曰内經云冬傷於寒春必病温是言所言所感者本寒也王叔和云從立春節後其中無暴大寒又不氷雪有人壯熱為病者此屬春時陽氣外發冬時伏寒變為温病此亦明言寒也變字大妙嘉言以為非乎獨以為雖寒氣内伏鬱久而發自成熱矣傷寒本寒也發於榮間不一二日而為大熱之證何况数十日之後也為熱乃自然之理但不言變不

足以教天下也然何以不言熱而言温以春行温令故也如李東垣所云冬傷于寒者冬行春令也當冬而温火勝而水虧矣水既虧則所勝妄行土有餘也所生受病金不足也所不勝者侮之火太過也火土合德温熱相助故為温病然由東垣所言是冬温而感之即病者也非伏寒也非變也不然從無冬温一症也而後可既有冬温則有是氣已有是症矣故由其言以悉冬温便可垂論不廢若以論春温不免貽誤千古矣經曰逆冬氣則陰不藏不藏則寒邪得而入之傷於肌膚伏

於骨髓始知冬為藏精之時惟逆冬氣遂使少陰之經氣不閉復遭非時之暖致令開洩忽然嚴寒驟返不免受傷故受傷者仍是寒邪也因先被温令開洩似乎喜寒且所傷不甚故不即病而潛伏于少陰也然所以不病于冬而病于春者正因水在冬為旺時邪伏于經且俯首而不敢抗衡内鬱既久已自成熱至行春令開發腠理少陰不藏陽氣外洩腎水内虧至春月而未當生發孰為鼓舞孰為滋養生化之源既絕木何賴以生乎身之所存者温也時發木長故為温病余故以此

論冬時之感溫非是而即以論冬月之伏寒最精通性甚拙何敢好議先賢但以為必如北方與冬溫而不相混且與仲景聖人論溫熱必推本自始動曰傷寒之旨無悖云爾又曰冬傷於寒夏必病熱則是熱病與春溫對峙而非夏時所感之熱也乃嘉言尚論天之六氣春秋冬各主一氣獨夏月竟主三氣謂從濕暍者仍是氣感之證而非伏藏之寒至夏始發之熱也故人素有伏氣將發復感濕暍者有之若但病從濕暍不得即謂之熱病也故熱病為自內發出不論兼見何証必

溫熱篇

由陽明並無表證其有表者兼外受風邪不得遽投白虎亦必先撤外邪而後本湯可用此亦先表後裡之說也

又論曰熱病即伏寒也彼冬傷于寒發于春為溫病發于夏為熱病彼發於春此發于夏耶蓋所感之輕重不同而人之強弱亦異所觸發亦異有因飢飽力役者有因房室勞傷者故春時雖行風木之令使氣血不致大虧感觸亦有先後不即發也至夏則陽氣盡洩而炎炎火令正屬溫土寄旺爾時之邪尚肯伏乎故其發源自少陰由出之路自陽明

温病由出之途自少陽雖所合之经不一要之不離乎陽明少陽者各因時令之氣也但為日既違為熱愈熾此仲景所以用石羔升凉胃熱以知母蕩熱用甘草粳米維持中氣凡名湯曰白虎者白屬金屬凉風從虎且猛人逢悶熱煩躁無可奈何之間忽然狂風将至偃草揚波火輪火樹不頃成清凉世界而稱快乎 熱病

沈金鰲曰諸家都以温病為春温獨柯氏謂概言太陽温病之症夫首條言之首冠太陽病三字其為太陽之病固無疑矣然春温之

病亦有發於太陽者故俱存其說學者神而明之爽而通之可也趙氏醫貫一書語多偏僻惟溫病論中火鬱一篇頗為有旨然其論守真子和節菴三家仍不免偏執且其以六味丸加柴胡謂治溫妙法尤屬大謬若以此治溫病恐十死六七余取其火鬱之說又恐人誤認其語皆是故特表之于此

吾震名曰溫病之於風寒在太陽病初起時已自不同仲景於傷寒中風而外別揭出太陽病發熱而渴不惡寒者為溫病太陽中風嗇嗇惡寒翕翕發熱太陽傷寒或已發熱或

未發熱必惡寒太陽溫病但發熱不惡寒而其辨證最要之訣又全在渴之一字蓋風寒之邪由外而入必待傳變後裡熱熾盛方始口渴若溫病初起便渴此在太陽病時早與裡熱相合消爍津液不即善治真陰立亡可立而待且風寒之病或微汗或大汗或戰汗病隨汗解溫病雖汗不解若汗出熱不退而脉反躁盛者內經即決為死證陰精亡故也故凡治溫病者當以陰精為至寶此自軒岐以一脉相傳之宗旨仲景既揭明溫病若無爲方後人以意造方思補仲景之缺究未可

為典要以寸度之仲景於中風病以風為陽邪衛氣易洩尚不服大發其汗則溫病之不宜發汗此理斷然莫易內經云溫者清之是者當以清裡為主而微兼解肌可采溫病

又曰仲景既言太陽病發熱而渴不惡寒為溫病更別出風溫之為病而特申發汗之禁是有二說焉溫邪內發誤責其汗衛氣既疎風邪又襲兩陽相合身反灼熱此一說也溫邪內伏少陰既病腎精不能內風已動由裡出表汗出之後身乃灼熱此又一說也二說可以並存而其發汗則一也余按溫之為病

本有新邪伏邪之不同新邪者內熱本鬱適與時令之溫邪相感合身乃灼熱此病之兼內外因者伏邪者陰分自病風自內生雖見表熱其病全屬內因而絕不關外因若發汗後而身反灼熱者不惟陽脈本浮即陰津與汗俱洩陰脈亦浮故脈陰陽俱浮若自汗出身重多眠睡息必鼾語言難出何一非津傷之象更逆之以誤下則陰虛重泄其陰逆之以誤火則陽亢益擾其陽一誤再誤不至促命期不止仲景禁例如此森嚴能知其所禁而治法可微會矣然則治溫病者亦當於未

發汗之前詳審病因慎勿誤治焉可矣溫病

文曰門人問曰內經言冬傷於寒春必病溫又言冬不藏精春必病溫仲景但言溫病並未指明春溫溫病果屬春時發乎答曰冬三月此謂閉藏古聖順冬氣以養藏使志若伏若匿若有私意若已有得去寒就溫無泄皮膚使氣亟奪此養藏之道須為來春奉生地步故月令先王以至日閉關商旅不行后不省方誠慎之也冬傷於寒者以無固密居室之功致泄皮膚而寒氣內薄然當其時不即病感春月之溫氣始發肌膚乃陽明胃經之

所主寒毒藏於肌膚陽明經中久鬱之邪一旦發出而外達於太陽是由陽明而太陽不盡由太陽而陽明少陽故與風寒之邪由表入裡者治法不同然此猶病溫之輕者若冬不藏精之溫病則更不守閉藏之令數犯房室其人腎水先虧一遇溫邪感觸乘虛直入遂有勃然不可禦之勢此邪往往直入少陰更不得以太陽論治矣凡冬傷于寒之溫病病在太陽即當急存胃中之津液冬不藏精之溫病病入少陰尤當急顧腎中之津液至謂病溫必在春時則四時之中非其時有其

氣者當亦不免即如內經言秋傷於濕冬生咳嗽豈咳嗽必在冬時耶故仲景大法斷不泥四時言病也 溫病

又曰門人問曰有病溫而反宜用溫藥愈者何也答曰此正仲景所指伏氣之為病仲景云伏氣之病當須脉之若脉微弱者當喉中痛似傷非喉痺也病人云實喉中痛雖爾今復欲下利據喉痺一證多由溫邪鬱結三陽宜按陽經論治今咽中雖痛似傷而非真傷又脉見微弱則病不在太陽〻明而在少陰冬不藏精之人少陰腎藏先已自病少陰之

脉夾咽故為咽痛陽潛於上陰亦無以自固故雖咽痛熱必復作下利咽痛復下利此為少陰證若誤作喉痺而以陽経論治亡可立待矣更有身体灼熱絶似陽経表證而脉見微弱且多雜以少陰證者是内揀真寒外顕假熱誤進寒涼即速其斃凡此皆當急温之證仲景大法森森俱列同一病温而陰陽寒熱判然不同藉非脉法辨別真確毫厘千里幾何不為疑似所惑哉温病

又曰劉河間闡發素問元機叙熱病凡三十三證此段言熱因之病機而傷寒例中所稱

之熱病卻不係此此亦猶傷寒例中之中風不與金匱中風歷節病一例看者同義凡風寒之病一經傳變之後大率轉成熱證其最难辨者莫如太陽病初起時此傷寒例中之熱病卻要在初見頭痛項强惡寒發熱之太陽病時辨起按仲景云太陽中熱者暍是也其人汗出惡寒身熱而渴也仲景分明指此為暍病則合之內經熱病論所云先夏至日為病温後夏至日為病暑者即從此例矣同一太陽病温病渴而不惡寒熱病渴而惡寒中風汗出不渴熱病汗出而渴傷寒不渴而

惡寒、無汗、熱病汗出惡寒而渴、仲景辨證如此明確、其主治不與風寒溫溫同法、又可推矣。蓋熱則傷氣、故反惡寒、熱則耗津、故見口渴、至於汗出身熱、固非陽邪怫鬱之狀、金匱剏設人參白虎湯之制、取其益氣生津、滌除煩熱、此又顯示人以可循之矩矱、後世之用六一散、即祖此意、設遇此等病、而妄行解肌發汗、其不致貽誤者幾希、誰謂同一頭項强痛惡寒之太陽病、而可不辨之於微哉。熱病

又曰、問曰、病熱而反惡寒者何也、答曰、此義內經明之、經云、惡寒戰慄者、皆屬於熱、又曰

禁慄如喪神守皆屬於火故河間云病熱甚
而反覺其寒此為病熱實非寒也夫火鬱于
内逼陰向外陽盛拒陰往往見外寒之證且惡
寒而渴自與中風傷寒之惡寒不同但當直
徹其熱則惡寒之表證自罷又難經曰熱病
之脈陰陽俱浮浮之而滑沉之散濇此病機
之常然以今人常夏月盛暑或生卧當風或
恣啖生冷內熱被外寒所束鬱遏益鬱而不得
洩因反病熱故仲景於太陽中暍別出脈弦
細芤遲脈微弱兩條以盡病情之變此又仲
景當日之圓機活法以牖後人臨症之靈心

心善悟遇此等證便不宜用寒涼直折後賢治夏月暑病有用大順散香薷飲者正是此義且內經云人之傷于寒者則為病熱正惟熱病中亦見頭項強痛惡寒之太陽病故得類於傷寒之例凡夏月養長之道若所受在外熱固欲其外洩不欲其內壅也熱病

郭新甫曰冬傷於寒春必病溫者重在冬不藏精也蓋煩勞多慾之人陰精久耗入春則裡氣大洩木火內燃強陽無制燔燎之勢直從裡發始見必壯熱煩冤口乾舌燥之候也故主治以存津液為第一黃芩湯堅陰卻邪

即此義也再者在內之溫熱欲發在外之新
邪又加葱豉湯最為捷徑表分可以肅清至
於因循貽誤豈止一端或因氣燥津枯或致
陰傷液涸故葉氏先生用挽救諸法人參白
虎湯黃連阿膠湯王女煎復脉湯去桂枝法
申嫻倖倒甚祥餘則治痙厥以甘藥緩解昏
閉閉幽芳開竅熱痰之溫膽蓄血而論通瘀
井井有條法真周到　溫病
吳坤安曰煩勞多慾之人陰精久耗適遇冬
時冬感非時之暖感而即病者冬溫也春時
木火司令天道溫暖新邪引動溫從內發者

春溫也夏令受熱感之即病壯熱煩渴而不惡寒者熱病也大抵溫熱之病陰精内耗孤陽無制新邪一觸則燎原之勢直從内發故初起即見壯熱煩渴口乾舌燥等症而主治以存津液為要旨凡過傷寒過經不解或發汗不徹反致昏劇者皆溫熱誤治之病也

又曰溫邪入肺症見頭痛惡寒發熱口燥舌乾脈數胸滿氣喘治宜辛涼輕利梔豉橘紅桑杏連翹薄荷貝枳桔黄芩之類嗽加前胡蘇子象貝蔞芊蔔之類

又曰溫邪吸入由衛及營者其舌先白後絳

迅或竟入營分則舌必絳赤或紅中兼微白
夜煩不寐神昏譫語宜犀角尖鮮生地淡竹
叶麥冬連翹石菖蒲石斛丹皮之類兼液耗
者加川貝天竺黄之類△如溫邪傳于膻中
即干心胞絡痰濁内閉則神昏譫語舌苔純
紅挺刺此重症也急宜清心開閉用犀角連
翹川貝天竺黄川鬱金石菖蒲淨銀花純勾
西黄之類清心丸亦可服△或溫邪挾濕邪
必深入厥陰之經神昏音譫舌絳色裂紋痛
不寐午間煩躁形象畏冷心中如焚此正氣
久虛陰液已涸宜復脈加減加生地麥冬炙

草白芍阿膠丹皮梨汁蔗漿之類　温病新法
邵新甫曰風爲天之陽氣温乃化熱之邪兩陽熏灼先傷上焦不外乎三陰爲病蓋頭脹汗出身熱咳嗽必然並見當與辛凉輕剤爲先大忌辛温消散劫爍清津太陰無肅化之權救逆則有蔗汁芦根玉竹门冬之類也若寒沉降損傷胃口陽明頓失循序之司救逆則有復脉建中之類大凡此症驟變則爲痙厥緩變則爲虚勞則主治之方總以甘凉爲要或兼寒兼温在人適變可也　風温
葉桂曰温邪上受首先犯肺逆傳心包肺主衛

爲氣心主營爲血辨營衛氣血雖與傷寒同若論治法則與傷寒大異也蓋傷寒之邪留戀在表然後化熱入裡溫邪則熱變最速未傳心包邪尚在肺肺主氣其合皮毛故云在表在表初用辛涼輕劑挾風則加入薄荷牛蒡之屬挾濕加蘆根滑石之流或透風於熱外或滲濕於熱下不與相搏勢必孤矣溫熱

之曰風溫者其人素傷於風復傷於溫風熱相搏故也其症四肢不收頭痛身熱常自汗出治在少陰厥陰仲景曰汗出身熱者爲風溫治宜辛涼疏風解熱爲主切不可汗汗之

則發讝語又不可下下之則小便难更不可
温鍼温鍼則耳聾而难言矣遇温汗之名
重暍風温汗之多死症但取小汗清解
表裡為佳 風温

又曰温病者冬時感冒寒邪不即射而病藏
於肌肉之中至春温暖而發者是也其症發
熱而渴不惡寒者為温病也太抵治温病之
法無正汗之理此怫欝之熱自内達外無表
症明矣宜辛平之剤發散之 温病

又曰熱病者冬傷於寒不即發至春又不發
欝而至夏發者是也其病身熱頭痛煩渴不

惡寒脉洪而盛蓋因夏月時熱兩感治宜苦辛寒清解為主寒邪鬱久化熱經曰熱病者傷寒之類也故主苦辛寒法以救之△溫病熱病其脉洪大有力此陽症見陽脉也可治若脉來沉微細而小此陽症見陰脉也必死經曰溫病攘攘大熱脉小足冷者死 熱病

又曰晚發者清明後夏至前而發者是也其症身熱頭痛或惡風惡寒或有汗無汗或煩躁脉來洪數亦由冬時感寒所致比之溫熱二症稍輕耳不宜峻剤宜清解熱邪適用梔子升麻湯加減治之 晚發

章楠曰王叔和之撰傷寒例也本無悖理之處其病在辭不達意將時邪與伏氣牽混而不分源流既不合仲景之旨不應攙入仲景之書後人因而訾之不一而足然亦多不自知其失也若程郊倩之浮詞繁衍無関痛癢者可置勿論惟吳又可之議叔和也言天地温凉之氣不能為病凡稱春温等病名皆非而謂一切温病即是瘟疫古無瘟字後人以温去氵加疒故也又言人身受邪無不即病未有久伏過時而發者其說甚似有理淺學者莫不遵信為然不知其悖經義而悞後學

之害也夫風為百病之長善行而數變内經詳論客風賊邪隨時而有聖人察而避之如避矢石人中虛風即隨温涼寒熱之氣變化為病如天寒即仲景所論之中風傷寒天時温暖即名風温春温等病然則非温涼之氣為病由虛風賊邪之為病也豈可謂温病即是瘟疫哉疫病於數年間偶然有之若温病四時常有也如經所云冬傷于寒春必病温是冬寒伏于少陰鬱而化熱乘春陽上升而外發者為實證也又云冬不藏精春發温病者為虛證也仲景所論内發之温病亦有客

實之別然止十餘條而內經論熱病頗詳溫
感即為熱病也若外感溫病近世葉天士論
之辨明源流而與傷寒不同亦與內經中內
發之溫病各別學者苟能潛心體會剔特邪
與伏氣源流可清庶不至牽混誤治也溫病
又曰仲景論六經外感止有風寒暑濕之邪
論溫病由伏氣所發不及外感或因書有殘
缺亦未可知後人以大青龍湯越脾湯證為
溫病而不知其實治風寒化熱之證也其方
或可裁酌通用而傷寒溫病之源流切不混
也其所云太陽病發熱而渴為溫病是少陽

伏邪出於太陽以其熱從内發故渴而不惡寒若外感温病初起却有微惡寒者以風邪在表也亦不渴以内無熱也似傷寒而非傷寒也如辨别不清多致誤治因不悟仲景理法故也人中虚風如天時寒冷則風從寒化而成傷寒天時温暖則風從熱化而成温病以其同爲外感故證狀相似而邪之寒熱不同治法迥異豈可混哉二千年来紛紛議論不能明白近時天士先生温熱論始辨其源流明其變化不獨爲後學指南而實補仲景書之殘缺厥功大矣 外感温病

雷少逸曰經謂冬傷於寒春必病溫是訓人有伏氣之為病也夫冬傷於寒甚者即病則為傷寒微者不即病其氣伏藏於肌膚或伏藏於少陰至春陽氣開泄忽因外邪乘之觸動伏氣乃發又不因外邪而觸發者偶亦有之其藏肌膚者都是冬令勞苦動作汗出之人其藏少陰者都是冬不藏精腎藏內虧之輩此即古人所謂最虛之處便是客邪之地何劉松峰陳平伯諸公皆謂並無伏氣悖經之罪其可逭乎據豐論春時之伏氣有五曰春溫也風溫也溫病也溫毒也晚發也蓋春

温者由於冬受微寒、至春感寒而觸發也風
温者亦由冬受微寒、至春感風而觸發温病
者亦由冬受微寒、寒醸為熱至来春陽氣弛
張之候不因風寒觸動伏氣自内而發温毒
者由於冬受乖戾之氣至春夏之交更感温
熱、伏毒自内而發晩發者又由冬受微寒當
時未發、發於清明之後較之温病晩發一節
迅此五者皆由冬傷於寒伏而不發〻於来
春而成諸温病者當辨別而分治之温熱論
又曰春温一症俞嘉言舉三例以論温病而
詳其治陳遠公論温病都是春月傷風之見

證分出三陽若何證治三陰若何證治嘉言之論意在伏氣遠公之論皆係傷風見證意在新感總之春温之病因於冬受微寒伏於肌膚而不即發或因冬不藏精伏於少陰而不即發待春加感外寒引動伏氣乃發也其初起之證頭身皆痛寒熱無汗咳嗽口渴舌苔浮白脉形舉之有餘或弦或緊按之或滑或數此宜辛涼解表法為先倘或舌苔化燥或黄或焦是温熱已抵於胃即用涼解裡熱法如舌絳齒燥譫語神昏是温熱深踞陽明營分即宜清熱解毒法以保其津液也如有手

足瘈瘲脉来弦数是為熱極生風即宜卻熱息風法如或昏聵不知人不語如尸厥此邪陷心包即宜袪熱宣竅法春温變幻不一而足務在臨機應變可也 春温

唐宗海曰後世温熱各書皆謂仲景只論傷寒不論温熱不知仲景開章先以風寒温三者為提綱其立麻黄湯為治寒專方桂枝湯為治風專方麻杏石羔湯為治風温之劑方或疑温疫要方如安宫牛黄丸羚羊角犀角笑等皆非傷寒論所有故謂傷寒温疫各有不同不知牛黄难得之物犀角羚羊等遠物

难得聖方平易不取珍異安得以仲景方中無犀羚牛黄遂疑其不賅温症哉且安宮牛黄丸即黄連阿膠湯意也羚犀清温湯即白虎湯意也双解散即大柴胡湯意也涼膈散大清涼散亦只是三承氣湯之意或多加数味或別出巧思如紫雪丹等亦只是竹葉石羔湯柴胡加苎硝湯增減変化仍不外乎聖法也

東洋丹波氏曰業錢氏主用石羔湯程氏専用地黄不知孰是嘗驗温病亦未能無虚實之分虚者宜從程法實者當依錢法學者要

須參諸脉證勿令誤也

吳坤安曰內經云熱病者皆傷寒之類也蓋六氣為病皆能發熱故善治傷寒者必能窮究六氣凡温熱暑濕疫癘之類傷寒者無不一一辨晰明白而施治各當要知能治類症即能治傷寒以類症實為傷寒之八九也今將類症治法列于後庶幾温熱暑之症不能混入傷寒正病之治其於傷寒思過半矣

△風温　參葉案

凡天時晴暖温風過暖感其氣者即是風温之邪陽氣熏灼先傷上焦其為病也身熱汗

出頭脹咳嗆喉痛聲濁治宜辛涼輕剤解之大忌辛温汗散古人治風温有萎蕤湯知母葛根湯内有麻黄羌活等藥皆不可用

風温吸入先傷太陰肺分右寸肺脉獨大肺氣不舒身痛胸悶頭脹咳嗽發熱口渴或發痧疹主治在手太陰氣分梔豉桑杏萎皮牛蒡子連翹薄荷桔梗桑叶之類清之解之痰嗽加貝母聲濁不揚加兜鈴火盛脉洪加石羔咽痛加射干飽悶加鬱金枳壳乾咳喉燥加天花粉蔗汁梨汁咽喉鎖痛加萊菔汁

如發熱口糜氣秽者此温邪劫傷肺胃之津也宜生地石羔知母麥冬花粉鮮石斛梨皮之類主之如肺脹喘急胸痛氣秽者此温邪傷肺欲成内癰也急用治水芦根桃仁苡仁瓜蔞皮冬瓜子空沙參黑元參連翹之類清之△此手太陰輕症也若手少陰厥陰二經當於温熱症内合參之

△温熱 春温冬温熱病同治。参葉案

煩勞多慾之人陰精久耗適遇冬月非時之暖感而即病者冬温也春時木火司令天道温暖新邪引動温從内發者春温也夏令炎

熱盛之陽病壯熱煩渴而不惡寒者熱病也大抵溫熱之症陰精内耗强陽無制新邪一觸則燎原之勢直從裡發故初起即見壯熱煩渴口乾舌燥等症而主治以存津液為要旨凡過傷寒過經不解或發汗不徹反致皆劇者皆溫熱誤治之證也前陽明少陽篇内已見大意而亦專以手三陰立言治宜互參之

手太陰氣分　凡溫邪入肺症見頭疼惡寒發熱口燥舌乾脉數胸滿氣喘治宜辛涼輕利栀豉橘紅桑杏連翹薄荷枳桔黃芩之

類嗽加前胡蘇子象貝杏仁之類

手少陰營分　温邪吸入由衛及營者其舌先白後絳也或竟入營分則舌必絳赤或紅中兼微白夜煩不寐神昏譫語宜犀角尖鮮生地淡竹叶麥冬連翹石菖蒲石斛丹皮之品兼痰者加川貝天竺黃之類

手厥陰内閉　如温邪傳入膻中即于心色絳痰潮内閉則神昏譫語舌苔純紅起刺此重症也急宜清心開閉用犀角連翹川貝天竺黃川鬱金石菖蒲净銀花鈎藤鈎西黃之類主之

溫邪劫液　如發熱不退燥乾胃中津液以致口糜氣棧當用甘露飲玉女煎之類熱久煩渴少氣竹葉石羔湯並脘中痞滿不飢加半夏

逆厥陰液涸　若溫邪誤治邪必深入厥陰神昏音低舌絳裂後欲寐不寐午间烦躁形象畏冷心中如焚此正氣久衰陰液已涸宜復脈湯加減如生地麥冬炙草白芍阿膠丹皮梨汁主之

邪氣血分　風溫之邪入于營分不能以致舌赤音低神呆潮熱脈數左甚或發丹疹

此邪過營已及血分也夫心主血邪干血分漸成內閉風藥燥血固宜大禁即苦寒直走腸胃亦非溫邪逆入膻中心主所宜須犀角元參鮮生地川鬱金石菖蒲丹皮淨銀花西黄之類主之

氣血兩傷　若感溫邪治不中鵲熱毒內燔必至氣血兩傷如脉左數右大煩渴口糜舌赤唇焦是也宜玉女煎或竹葉石羔湯加鮮生地銀花之類主之

邪結上焦　溫邪從口鼻吸入則上焦先受氣血與邪熱混淆固必致清竅不利亢害墊

後頤頷腫脹咽喉疼痛牙關緊閉脉左小右
搏指者皆邪結上焦所致也當照疫邪治
宜連翹大力子射干馬勃頭名銀花赤芍等
荷葉梗草人中黄之類選用
邪欲内閉　温邪吸入逆傳心胞絡中震
動君主神明欲迷彌漫之邪攻之不解清竅
既蒙絡内亦痹幼科不解投以豁痰降火理
氣毫無一效憶平脉篇清邪中上肺位最高
既入包絡氣血交阻逐穢理竅須藉芳香議
局方至寳丹
胃中不和　若熱退後不飢不納者此胃

氣不和也，宜香豉、山梔、半夏、枳殼、陳皮、竹茹

等和之。以上俱傷寒指掌摘出

△温熱備方 參吳鞠通、雷少逸、王孟英、前賢河間

双解散 完素解利和法

防風 麻黄 薄荷 川芎 連翹

石羔 黄芩 大黄 桔梗 荆芥

山梔 甘草 滑石 白术 芍藥

當歸 芒硝 十七味

金鑑曰：名双解散者，以其能發表攻裡，即

防風通聖散、六一散二方合劑也。河間制

此解利四時冬温、春温、夏熱、秋熱，正令傷

寒凡邪在三陽表裡不解者以兩許為劑加葱薑豆豉煎服之候汗下兼行表裡即解形氣强者兩半為劑形氣弱者五錢為劑若初服因汗少不解則為表實倍加麻黄以汗之因便硬不解則為裡實倍加硝黄以下之連進二三服必令汗出下利而解也今人不知其妙以河間過用寒凉仲景初無下藥而不用誤可惜也不知其法神捷莫不應手取效從無寒中痞結之變即有一二不解者非未盡法之善則必已傳陽明故不解也

張路玉曰温病熱病内外邪盛者乃為合法也昔人但知守真長于治火不知實開温熱病之法門也

河间解利後法

金鑑曰服双解散汗下已通而仍不解者皆因之汗不徹或已傳經治之不及也若表已解而裡有微熱煩渴者用桂苓甘露飲以和太陽之裡若内熱太盛大熱大煩大渴者用白虎湯合黄連解毒湯以清陽明之裡若表未解又傳陽明身熱而煩用柴葛解肌湯以解兩陽之邪若表實無汗

大熱而煩用三黄石羔湯以清表裡之熱若裡有熱溲赤而濇者用凉膈散合六一散以清利之若胃實潮熱不大便有微表表者用大柴胡湯下之無表者三承氣湯下之

防風通聖散 河间

防風 荆芥 麻黄 薄荷 川芎

當歸 白芍 白朮 山梔 大黄

芒硝 石羔 黄芩 甘草 滑石

桔梗

金鑑曰此方治一切風火之邪欝於三焦

表裡經絡氣血不得宣通初感發熱頭痛膚疹傳經班黃搐抽煩渴不眠便秘溲赤而滴皆可服之功效甚奇用之自知其妙也

涼膈散 局方

連翹 大黃 芒硝 甘草 梔子

黃芩 薄荷

此亦清裡熱之方惟溫熱症脈洪大有力口渴大飲舌胎紅絳大便秘結方可服勿令誤也

銀翹散方 吳塘上焦初治法

連翹　銀花　桔梗　薄荷　竹叶

甘草　芥穗　豆豉　牛蒡　芦根

此方治風温温病冬温等證初起便服

桑菊飲方　吳塘上焦初治法

杏仁　連翹　桑叶　菊花　桔梗

甘草　芦根

吳塘曰若氣粗如喘燥在氣分者加石羔

知母舌絳夜熱邪初入營加元參犀角在

血分去薄荷加麥冬生地丹皮肺熱甚加

黄芩渴者加花粉

風温简便方　三方

第一方

連翘　桑叶　半夏　陈皮　杏仁
通艸　桑皮　薄荷　桔梗　竹葉
夏加滑石

第二方

連翘　生地　竹叶　生米仁
通艸　桑叶　麥冬　平川贝
夏月加滑石

第三方

大生地　元参　川貝　麥冬
地骨皮　竹葉　羚羊　犀角

通艸

右三方李之荛先生所定接次用之無不神效蓋溫邪病在肺胃故用肺家之藥

辛溫解表湯　時病論初治法

防風　桔梗　杏仁　陳皮　豆豉

此治春溫初起以防風桔梗祛其在表之寒邪杏仁陳皮開其上中之氣分淡豆豉葱白即葱豉湯乃肘後之良方用代麻黃通治寒傷於表表邪得解即有伏氣亦可隨汗而解耳

涼解裡熱湯　又

芦根　豆巻　花粉　石羔　甘草

此治温熱之邪初入于胃宜此法也蓋胃為陽土得凉而安故以芦根為君花粉之甘凉並能清胃除熱更佐石羔凉而不苦甘草瀉而能和景岳名為玉泉飲以其治陽明胃熱有功凡寒凉之藥每多敗胃惟此法則不然

却熱息風湯　又

大麥冬　生地　菊花　羚羊角

鈎勾　先煎羚羊一炷香再內諸藥

凡温熱之病動肝風者惟此法最宜首用

麥冬生地清其熱以滋津液菊花羚羊定其風而安抽搐佐鈎藤取其舒筋之用也

祛熱宣竅湯 又

連翹　犀角　川貝　鮮石蒲

加牛黄至寶丹一粒化冲

小定風珠方 吴塘下焦末治法

生龜板　真阿膠　淡菜　雞子黄

加童便一杯冲服

大定風珠方 又

大生地　生白芍　阿膠　麥冬

生龜板　生鱉甲　牡蠣　甘草炙

雞子黃　火麻仁　五味子　水煎服

按吳塘定銀翹散方極輕靈，風溫冬溫初起者用之，每多應手；至於大小定風珠，似乎膩滯，不可輕用。

攻溫固脉煎　溫病壞證治法

熟地　滋固其陰　當歸　活其血源　洋參　補其正氣

紫草　入血分開竅以祛毒　澤蘭　入氣分行氣以散邪

大黃　逐其污穢　芒硝　破其燥結　白殭蚕

金蟬衣　解釋溫毒　白蜜　黃酒　助其升降之力

黃連　黃芩　清其上下之熱　先煎熟地、當歸、洋參極濃，後入諸藥

三百九六

此治溫病脉浮洪而散或沉微而濇屬其藏府久虛瘦火久鑠正不勝邪水不勝火危在旦夕　古今之論溫者皆謂溫病得斷脉者不治良以此證之所由致在富貴人必淫慾耗竭後中溫毒以陰陽既消磨於平素而毒熱復填實於臟府也

溫熱證第一

太陽病發熱而渴不惡寒者為溫病

金鑑曰發熱不惡寒者太陽證也發熱而渴不惡寒者陽明證也今太陽病始得之不俟寒邪變熱轉屬陽明而即熱渴不惡寒者知

非太陽傷寒乃太陽溫病也由於膏粱之人冬不藏精辛苦之人冬傷於寒內陰已虧外陽被欝周身經絡早成溫化所以至春一遇外邪即從內應感寒邪者則無汗名曰溫病當以河間法用水解散審其表裡以解之水解散即天水六一散防風通聖之合劑也柱知曰溫病熱自內生故發熱而渴不惡寒風溫內外交熱加之自汗故有身重多眠諸證有輕重死生之分醫者當以有汗無汗為別之大要亦即以可汗不可汗為救治之微權又曰仲景以青龍白虎神矣得此意而推

廣之可以应用於不窮蓋溫病宜於發散中重加清涼風溫不可於清涼中重加發散也程郊倩曰以邪自表而入故見太陽惡寒證縱傷寒亦有熱渴而不恶寒者然必俟寒邪変熱轉屬而渴也今太陽初得之一日便發熱而渴不恶寒者因邪氣內蓄其外感於太陽特其發端耳其內蓄之熱固非一朝一夕矣緣冬不藏精而傷于寒時腎陰已虧一交春陽發動即病未發而周身經絡已莫非陽盛陰虛之氣所布護所云至春發為溫病者蓋自其胚胎受之也溫病雖異於傷寒然熱雖

不死又非傷寒入裡胃家實者此治法只宜求太陽之裡陽明之表梔子豉湯主之渴欲飲水口乾舌燥者白虎加人參湯主之脉浮發熱渴欲飲水小便不利者猪苓湯主之之類若不汗出而煩躁者大青龍湯權借用如萎蕤湯亦是也溫病之源頭祇是陰虛而津液少汗下溫鍼無非亡陰奪津液之治故俱屬大忌

柯琴曰太陽病而渴是兼少陰也然太少兩感者必惡寒而且煩滿今不煩滿則不涉少陰反不惡寒則非傷寒而為溫病矣溫病内

外皆熱所以別於中風傷寒之惡寒發熱也此條不是發明内經冬傷於寒春必病温之義乃概言太陽温病之症如此若以春温釋之失仲景之旨矣夫太陽一經四時俱能受病不必於冬人之温病不必因於傷寒且四時俱能病温不必於春推而廣之則六經俱有温病不必皆屬太陽也

尤在涇曰此温病之的證也温病者冬春之月温暖太甚所謂非時之暖人感之而即病者也此正是傷寒對照處傷寒變乃成熱故必傳經而後渴温邪不待傳變故在太陽而

即渴也傷寒陽為寒鬱故身發熱而惡寒溫病陽為邪引故發熱而不惡寒也然則脉浮身熱頭痛則與傷寒相似所以謂之傷寒類病云

周揚俊曰溫病由伏邪自內發出一達於外表裡俱熱熱勢既壯鬱邪耗液故發而即渴其表本無邪鬱故不惡寒延至三四日間或腹滿或下利者即此證也與傷寒之先表後裡者大異然獨係太陽以未顯他經之證明自少陰發出為表裡也

亨桐曰溫病之發而無定處少陰之表為太

陽熱邪從裡出表即有發熱頭痛之太陽病也不惡寒其非外感之邪可知渴者熱從內發之證也仲景恐人錯認為太陽傷風寒故特標是伏熱內發之溫病也其少陰之溫病反不標者因伏氣條內已申明咽痛下利為少陰初發之溫病而歷來不察皆混於傷寒條中可謂千古之闕失也或曰傷寒傳裡化熱伏邪發為溫病同為少陰熱邪之病而子必欲分之吾恐穿鑿太過徒滋眩惑耳余曰仲景原已辨明晰而治法不同若反攙混不分則其因證設方之理法不明而施治未善

欲求愈病得乎援傷寒少陰篇云少陰病脈沉細數病爲在裡不可發汗此則邪由陽經傳入少陰者以其由表入裡邪入漸深則身中陽氣被鬱漸深至少陰則鬱極而邪化熱故脈沉細而數也陽鬱於裡不達於四肢故現四逆之證主以四逆散開鬱升陽用柴胡升少陰之氣枳實降陽明之濁芍藥甘草調和肝脾此從表以開其內鬱之法也若溫病由伏寒邪乘春陽而動故其初發脈仍微弱不脫少陰傷寒之象與彼之沉細不同然伏旣發必已化熱故知其嘗咽中痛而後欲下

也因其熱勢未甚而用甘草桔梗等湯從裡導邪達外之法與彼之四逆散又不同也若其邪出陽明則用白虎清熱之法也由是觀之一從表入一從裡出而病邪之源流不同而其脉證治法各異仲景之法不可不深求之也

喻昌曰按溫者春令之氣也冬夏秋雖有氣溫之日不如春令之正且久也不惡寒三字內有奧義蓋時令至春則為厥陰風木主事而與太陽之寒水不相涉也故經雖從太陽而證則從春令而不惡寒也　再按溫病或

有新中風寒者或有表氣虛不禁風寒者衛虛則惡風榮虛則惡寒又不可因是遂指為非温病也然即有之亦必微而不甚除太陽一經則必無之矣

黄坤載曰春温之病受之少陽厥陰兩經其初感則在少陽之經其經盡則在厥陰之藏以其寒水不蟄陽根不秘當冬藏之時而行春洩之令風木發揚不俟春交相火升炎無須夏至其風木之氣久洩於蟄閉之秋故肝膽之經必病於生長之日少陽厥陰實為春温受病之所也太陽寒水之經主司皮毛風

寒外束皮毛不開經氣欝遏必先惡寒溫病風露外襲木火內應感於太陽之部應在少厥之經木火當令寒水無權故但見發熱不覺惡寒風烈火炎津枯肺燥是以發渴是其津血耗傷最忌汗下火劫若發汗方已陰亡火烈木枯風飈身燃如灼名曰風溫風性發泄故脉浮汗出木邪尅土土敗則身重土氣困乏則多眠胃逆肺阻氣道不通則鼾息必鼽厥陰之脉上咽環唇經絡枯燥開闔蹇濇故語言難出被下則亡脾胃膀胱之津土燥水涸故小便不利太陽之脉起於目內眥少

陽之脈起於外眥目系焦縮是以直視風木疏洩膀胱不藏是以失溲被火則益其肝胆之熱微則枯木賊土而發黃色劇則神魂驚惕筋脈瘈瘲黃變為黑色若烟薰五行之理病則傳其所勝發黃瘈瘲驚癇皆少陽之病氣傳於陽明者也內經曰陽明終者善驚色黃以土色為黃而木主五色木邪逼土土鬱則色黃外見也肝胆藏魂拔發驚駭內經曰足陽明之脈病惡人與火聞木音則惕然而驚緣甲木之降隨乎戊土甲木下降而戊土培之根深不拔是以胆壯陽明熱甚而惡火

被火則胃熱愈增氣逆不降甲木升逆胆氣無根逆飄浮蕩上侵戊土木者陽明之所畏也一聞木音則土氣振驚畏其所不勝也驚者胆胃之合病陽根失培土木皆怯也肝胆主筋筋養於陽明而滿於膀胱陽明者五莊六腑之海主潤宗筋陽明之津衰則宗筋不潤膀胱者津液之府寒水之氣衰則宗筋失養所以緩急失中發爲瘈瘲也痿論云陽明虛則宗筋縱診要經終論太陽之脈其終也反折瘈瘲正此義也血者色之華也火迫血燥無以華色色之黄者加以枯槁黎黑故形

如火薰也是皆緣於診治之道蓋溫病與瘟疫不同溫疫之熱在經因外感而內攢原無內熱也溫病之熱在藏因外感內發原有裡熱也瘟疫原於外感或但傳經絡而病外熱或入藏府而病內熱視人裡氣之陰陽虛實各有不同溫病原於內傷而發於外感熱從內発自裡達表不但傳經絡而不傳藏府之理所內經之熱病也三日之內病在三陽三陰未傷可用汗法三日之外病在三陰陰枯熱極先用泄法內經汗泄俱是鍼刺改而用藥汗宜辛凉之劑泄以清潤之方滌其燥熱

以救焚燬可也

陳脩園曰太陽病之即發者有中風傷寒之異至於不即發者内經謂冬傷於寒春必病温為伏邪藴釀成熱邪自内出其證脉浮頭項强痛故亦謂之太陽病但初起即發熱而渴不惡寒者於中風傷寒之外區別為温病治宜寒凉以解散恢其性以導之如麻杏甘石湯之類若無頭項强痛之太陽病但見發熱而渴不惡寒之證是太陽底面少陰為病内經謂冬不藏精春必病温是也如心中煩不得臥者黄連阿膠湯主之稍輕者陽盛陰虚

三百九七

之證周身之經絡渾是熱氣布護治法只宜求之太陽署之裡陽明署之表如所云心中懊憹舌上胎者梔子豉湯主之渴欲飲水口乾舌燥者白虎加人參湯主之脉浮發熱渴欲飲水小便不利者豬苓湯主之切不可用辛温以發汗

此條傷寒論辨義第六條太陽篇上

若發汗已身灼熱者名風温風温為病脉陰陽俱浮自汗出身重多眠睡鼻息必鼾語言難出若被下者小便不利直視失溲若被火者微發黄色劇則如驚癎時瘈瘲若火熏之一逆尚引

日再逆促命期

金鑑曰感風邪者則有汗名曰風温當以水觧散減麻黄加桂枝倍石羔令微似汗以和之若大發其汗則益助蘊熱尤令身熱如火灼也蓋風温為病乃風邪外感於表故陰陽六脉俱浮熱邪内壅於胸故多眠睡鼻息鼾也風邪傷衛表氣不固故自汗出壯熱傷氣故身重倦聲微語難出也若被下者則愈奪陰液故水泉竭而小便不利也太陽府氣將絶故目直視也少陰藏氣不固故遺失洩也若被火者則以火益火而陽氣熏灼將欲發

黄故微發黄也劇者熱極生風故如驚癇時瘈瘲也微黄病深色漸加黑故若火熏之也溫病熱病不惡寒者表熱也口渴引飲者裡熱也表熱無寒故不宜汗裡熱無實故不宜下表裡俱熱尤不宜火曰一逆者若汗若下若火也再逆者汗而復下下而復火也一逆已令陰竭尚可延引時日再逆則陰立亡故曰促命期也傷寒者傷冬月之正傷寒也溫病熱病者傷三時之暴寒也非時暴寒乃異氣也以其兼令氣而為病也故春爲風溫即以風溫名之夏兼暑溫即以暑熱名之世人

通名曰傷寒又名曰時氣醫工見其傳变六經表裡情狀皆同乎一治也其温病熱病無汗者宜大青龍湯時無汗時有汗者宜桂枝二越脾一湯有汗者宜桂枝合白虎湯内熱者防風通聖散表實者倍麻黄裡實者倍大黄量其病之輕重藥之多少而觧之三日之前未有不愈者其有外感邪重内早傷陰已經汗下而不愈者則當審其表裡隨其傳变所見之證治之可也此法惟西北二方四時皆可行之無不隨手取效若江淮間地偏煖處冬月初春乃可用之若春末秋前即脉證

允合當用麻桂青龍等湯者亦必輕而減之
隨證消息適可即止慎不可過過則反致變
逆經所謂同病異治者此之謂也
程郊倩曰未發汗祗是温發汗已身灼熱則
温病為風藥所壞遂名風温以内蘊之熱得
辛温而益助其炎熾也陰陽俱浮者自裡達
表數急之脉更增其洪盛也自汗出者火勢
熏蒸而透出肌表也傷寒煩熱汗出則解温
病得之誤汗熱悶轉增身重多眠睡息必鼾
語言難出者熱盛於經則傷氣故氣潰神昏
而絡脉壅也被下者陰虛重泄其陰小便不

利直視失溲者水虧營竭而腎氣不藏也凡此皆溫病中之壞病变證如此視夫發熱而渴不惡寒之初證吉凶順逆何啻天淵一逆者若汗若下若火也再逆者汗而又下下而又火也溫乃陽盛陰虛之病一逆已令陰竭况再逆乎溫熱病異於風寒之治法也此證初治可用辛涼治標一經汗下後芩連梔蘖反增其熱王冰曰寒之不寒責其無水須大剂六味地黄丸重加生地麥冬救腎水為主若乾嘔煩逆者加山查貝母折其衝勢金水兩虧者宜二冬加人參為固本湯滋水之上

源若見癍衄等證此為上竭宜四物湯倍生地赤芍加山查丹皮復營分之虧以生陰氣煎法俱用童便或加金汁和服蓋病根得之冬不藏精故消陰可以退火而涼血即能清熱余以此活人多矣因附識於此大抵冬傷於精發為溫病者尚曰陽盛使然若陽氣併虛者發不能發此則胃蒸勞熱等病之源頭也不可不知△又曰冬時傷腎則寒水被虧是溫病源頭誤治溫病而辛溫發散是風溫源頭風溫即溫病之變證非溫病外又有風溫也溫病外之風溫乃從時令得之其證自

從惡寒始若火熏之即形体如煙熏之謂心
欲絶也
尤在涇曰此風温之的脉的證亦是傷寒反
照處傷寒寒邪傷表汗之則邪去而熱已風
温温與風得汗之則風去而温勝故身灼熱
也且夫風温之病風傷陽氣而温損陰氣故
脉陰陽俱浮不似傷寒之陰陽俱緊也風泄
津液而温傷肺氣故自汗出身重不同傷寒
之無汗而体痛也多眠睡者熱勝而神昏也
鼻息鼾語言難出者風温上壅湊於肺也是
當以辛散風而凉勝温乃不知而遽下之則

適以傷藏陰而陷邪氣藏陰傷則小便難目直視邪氣陷則時復失溲也凡此誤治乃醫家之大罪也仲景示人風温温病之大戒也

又曰按傷寒序例云從霜降以後至春分以前凡有觸冒霜露中寒即病者謂之傷寒至冬有非節之暖者名曰冬温冬温之毒與傷寒大異從立春節後其中無暴大寒又不冰雪而有人壯熱為病者此屬春時陽氣發外冬時伏寒變為温病從春分以後至秋分節前天有暴寒者皆為時行寒疫也又曰若更感異氣變為他病者當依壞證病而治之若

脉陰陽俱盛重感於寒者變為温瘧陽脉浮滑陰脉濡弱者更遇於風變為風温陽脉洪數陰脉實大者更遇温熱變為温毒温毒為病最重也夫所謂冬温寒疫者皆非其時而有其氣即所謂天行時氣也所謂變為温病者乃是冬時伏寒發于春時陽氣即春温也所謂變為温瘧者本是温熱之病重感新寒熱為寒鬱故為瘧也所謂變為風温者前風未去而後風繼至以陽遇陽相得益熾也所謂變為温毒者前熱未已而又感温熱表裡皆熱蘊隆為患故為毒也所謂變為温疫者

本有温病而又感厲氣故為温疫也夫治病者必先識病欲識病者必先正名名正而後證可辨法可施矣惜乎方法並未專詳然以意求之無不可得在人之致力何如耳

柯琴曰此正與内經伏寒病温不同處太陽中暑亦有因於傷寒者雖渴而仍惡寒也太陽温病反不惡寒而渴者是病根不同於寒而因於風發熱者病為在表法當汗解然不惡寒則非麻黄桂枝所宜矣風與温相搏發不如法風去而熱反熾灼熱者兩陽相熏灼轉屬陽明之兆也

三百九八

此條傷寒論辨義第七條太陽上篇

陽明病脉浮而緊咽燥口苦腹滿而喘發熱汗出不惡寒反惡熱身重若發汗則躁心憒憒反讝語若加燒鍼必怵惕煩躁不得眠若下之則胃中空虛客氣動膈心中懊憹舌上胎者梔子豉湯主之若渴欲飲水口乾舌燥者白虎加人參湯主之若脉浮發熱渴欲飲水小便不利者豬苓湯主之

金鑑曰前條表證居多戒不可誤下此條表裡混淆脉證錯雜不但不可誤下亦不可誤汗也若以脉浮而緊誤發其汗則奪液傷陰

或加燒鍼必益助陽邪故讝語煩躁怵惕憒亂不眠也或以證之腹滿惡熱而誤下之則胃中空虛客氣邪熱擾動胸膈心中懊憹舌上生胎是皆誤下之過宜以梔子豉湯一涌而可安也若脉浮不緊證無懊憹惟發熱渴欲飲水口乾舌燥者為太陽表邪已衰陽明燥熱正甚宜白虎加人參湯滋液以生津若發熱渴欲飲水小便不利者是陽明飲熱並盛宜豬苓湯利水以滋乾然陽明病法當多汗因汗出多致小便少而渴者不可與豬苓湯蓋以汗多胃燥無水不能下行乃水涸之

小便少非水蓄之小便不利也恐豬苓湯更利其小便則益竭津液而助燥矣

金鑑又曰太陽病煩熱無汗而渴小便利者大青龍湯證也小便不利者小青龍湯去半夏加花粉茯苓證也太陽病煩熱有汗而渴小便利者桂枝合白虎湯證也小便不利者五苓散證陽明病煩熱無汗而渴小便利者宜葛根湯加石膏主之小便不利者以五苓散加石膏寒水石滑石主之陽明病煩熱有汗而渴小便利者宜白虎湯小便不利者以豬苓湯少陽病寒熱無汗而渴小便利者當

涌

以小柴胡湯去半夏加花粉小便不利者當以小柴胡湯加茯苓太陰無渴少陰陽邪煩嘔小便赤而渴者以豬苓湯少陰陰邪下利小便白而渴者以真武湯厥陰陽邪消渴者白虎加人參湯厥陰陰邪轉屬陽明渴欲飲水者少少與之則愈證既不同法亦各異當詳審而明辨之

喻昌曰發熱以上與前條同而汗出不惡寒反惡熱身重四者皆陽明之見證所以汗下燒針俱不可用舌上胎則胸熱甚故滌以梔子豉而徹去其胸熱斯治太陽而無礙陽明

矣若前證更加口乾舌燥則宜用白虎湯以解熱生津更加小便不利則宜以豬苓湯以導熱滲乾也其汗多而渴不可與豬苓湯者以熱邪傳入陽明必先耗其津液加以汗多復奪之於外又利小便更奪之於下則津液有立亡之患故示戒也

張路玉曰此伏氣因感客邪而發故脈見浮緊也而見發熱汗出不惡寒反惡熱之證雖是溫病猶與傷寒陽明不異加以咽燥口苦腹滿而喘身重明係溫熱之候所以汗下燒針俱不可用宜其黃芩白虎主治也更兼風

寒客氣在膈故舌上胎滑而黄芩又禁用則當以梔子豉湯主之然而客邪寒氣在胃難用黄芩白虎寒藥故別尋傍竇以撒熱邪也傷寒小便不利以脉浮者屬氣分五苓散脉沉者屬血分豬苓湯而溫熱之小便不利脉浮者屬表證豬苓湯脉沉者屬裡證承氣湯傷寒自氣分而傳入血分溫熱由血分而發出氣分不可以此而礙彼也

周揚俊曰浮緊傷寒脉也何以為熱病以其發于夏反惡熱不惡寒也又何以獨言陽明以夏時溫熱上蒸邪從胃發且腹滿而喘種

種皆陽明也然因燥非少陰症也不知陽明
爲從出之途而少陰其爲伏藏之地也既陽
明熱病又曷爲脈反浮緊正以夏時肌腠本
多汗邪風襲入致腠理反閉而無汗故夏之
風脈每反類冬之寒脈也宜先以梔子葱豉
撤其外繼以白虎治其本不亦可乎若不知
者以辛熱汗之耗其津液必至躁妄昏昧而
成壞症也將用何法以救之乎觀舌上胎滑
者則外邪尚在以梔子解熱香豉去邪是爲
合法若渴飲水漿口乾舌燥知其外邪亦入
總以白虎湯爲治加人參者以誤治而津液

大陽也設使緊脉去而浮在發熱飲水小便不利則其浮為虛而熱已入膀胱矣入膀胱者渴不飲以四苓而主以猪苓郵偽等之小便不利結於氣分熱病之小便不利由于血分者也因邪鬱既深耗液日久故兼以阿膠補虛滑石祛熱而無取於白术也

程郊倩曰熱在上焦故用梔子豉湯熱在中焦故用白虎人參湯熱在下焦故用猪苓湯

尤在涇曰浮而緊陽明表裡之脉也咽燥口苦腹滿而喘發熱汗出不惡寒反惡熱身重陽明入裡之證也然邪雖入裡而氣連於表

內外牽制汗下俱礙是以汗之而邪不能出於表則躁心憒憒然昏亂而譫語火之而熱且擾於中則怵惕煩躁不得眠下之而邪不盡於裡則胃氣徒虛客氣內動心中懊憹若舌上胎者邪氣盛于上焦故與梔子豉湯以越胸中之邪所謂病在胸中當須吐之是也若渴欲飲水口乾舌燥者則邪氣不在上而在中故以白虎加人參以清胃熱胃潤所謂熱淫于內治以甘寒也若脈浮發熱渴欲飲水小便不利者邪熱不在上中而獨在下故與豬苓湯以利水泄熱兼滌除氣所謂在下

者引而竭之也

舒詔曰此證三陽俱有陽明為多條曰身重二字有誤三陽實熱法當身輕必無身重之理後三段俱頂下後而言總以陽明為多雖悞下不為大過只在未辨證兼三陽以致胃中空虛客氣動膈也

徐大椿曰舌上胎者此句乃要訣也蓋舌上有白胎則胸中有物而可用吐法否則邪尚未結聚無物可吐也

黄坤載曰陽明病浮而緊有太陽證咽燥舌乾有少陽證腹滿有太陰證但有太陰腹滿

則溼土頗旺，未免身重也。

此條傷寒論輯義第二百三十條 陽明上篇

猪苓湯方

猪苓　茯苓　阿膠　滑石

右五味，以水四升，先煮四味，取二升，去滓，內阿膠烊消，溫服七合，日三服。

趙羽皇曰：仲景製猪苓一湯，以行陽明少陰二經水熱，然其旨全在益陰，不專利水。蓋傷寒表虛最忌亡陽，而裡虛又患亡陰，亡陰者亡腎中之陰與胃家之津液也。故陰虛之人，不但大便不可輕動，即小水亦忌下通。倘陰虛過於滲利則津液反致耗竭方中阿膠質膏養陰而滋燥滑石性滑去熱而利水佐以二苓之滲瀉既疏濁熱而不留其壅瘀亦潤真陰而不苦其燥是利水而不傷陰之善劑也故利水之法於太陽用五苓者以太陽職司寒水故加桂以温之是煖腎以行水也於陽明少陰用猪苓者以二經兩關津液特用阿膠滑石以潤之是滋養無形以行有形也利水雖同寒温迥別惟明者知之

周揚俊曰熱盛膀胱非水能解何者水有止渴之功而無却熱之力也故用猪苓之淡滲

與澤瀉之鹹寒，與五苓不異，而此易白朮以阿膠者，彼偏氣而此蓋血分也。易桂以滑石者，彼有表而此為消暑也。然則所蓄之水去則熱消矣，潤液之味投則渴除矣。

呂震名曰：同一偏渴欲飲水，小便不利之證，太陽從寒水化氣，故宜五苓散，主桂枝白朮之甘溫以陽而輸精；陽明從燥土化氣，故宜豬苓湯，主滑石阿膠之凉降以育陰而利水。但利小便還宜相人之津液，若陽明汗出多而渴者，是津液已虛，便不宜重虛其津液也。

汪昂曰：豬苓湯味淡氣輕，雖三焦通用之藥

三百九九

其實太陽藥也仲景列之陽明篇亦用治少陰渴利取其降火行水則利自止煩渴自退乃瀉少陰之府以安少陰之經非正治少陰藥也若謂其治少陰病便為少陰藥太陽亦有用四逆者豈四逆便為太陽藥乎○五苓瀉濕勝故用桂朮豬苓瀉熱勝故用滑石

此方輯義在陽明篇第弍百三十條

太陽與少陽合病自下利者與黄芩湯若嘔者黄芩加半夏生姜湯主之

金鑑曰太陽與少陽合病謂太陽發熱惡寒與少陽寒熱往来等證並見也若表邪盛肢

節煩疼則宜與柴胡桂枝湯兩解其表矣今裡熱盛而自下利則當與黄芩湯清之以和其裡也若嘔者更加半夏生姜是清和之中兼降法也

程知曰言太陽少陽合病下利宜用和法也曰太陽則尚有表證也然已見下利則入裡之熱已明故不解外而清内成無已云太陽陽明合病下利為在表當與葛根湯陽明少陽合病為在裡可與承氣湯此太陽少陽合病下利為在半表半裡非汗下所宜故與黄芩芍藥以和解之嘔者邪上逆也故加半夏

生姜以散逆氣
注琥曰太少合病而至下利則在表之寒邪悉入而為裡熱矣裡熱不實故與黃芩湯以清裡熱使裡熱清而在表之邪自和矣所以此條病不但太陽桂枝在所當禁并少陽柴胡亦不須用也
周揚俊曰傷寒由表入裡溫病自內發外無表何以知太少二陽或脇滿或頭痛或口苦引飲因不惡寒而即熱故不得謂之表也如傷寒合病皆表病也今不但無表且有下利裡證傷寒協熱利必傳經而入不若溫病之

即利也溫何以即利外發未久內鬱已深其人中氣本虛豈能一時盡洩于外勢必下走而作利也黃芩除熱且厚腸胃故為溫利主藥以黃芩能洩熱也然用芍藥者為其酸寒深入陰分一洩一收熱去而利止也取甘棗以和中也膀胱與胆二府既病胃無獨安之理至有嘔者非姜半之辛不能除也

尤在涇曰少陽居表裏之間視陽明為校深其熱氣尤易內侵是以太陽與少陽合病亦自下利而治法則不同也太陽陽明合病者其邪近外驅之使從內外出為易太陽少陽

合病者其邪近裡治之使從裡和為易也故彼用葛根而此用黄芩也夫熱氣内淫黄芩之苦可以清之腸胃得熱而不固芍药之酸甘草之甘可以固之若嘔者熱上逆也故加半夏生姜以散逆氣也而黄芩之清裡亦法所不易矣

張路玉曰此言太陽少陽合病明非傳次少陽之證詢為温病之合病無疑以其中氣本虚熱邪不能外洩故内攻而自下利也與黄芩湯解散表裡之熱校之傷寒治法不同按黄芩湯乃温病之主方即桂枝湯以黄芩易

桂枝而去生姜也蓋桂枝主在表風寒黄芩主在裡風熱不易之定法也其生姜辛散非温熱所宜故去之至於療飲結在膈上又不得不用姜半此又不越傷寒治法耳按温病始發即當用黄芩湯去熱為主傷寒傳至少陽熱邪漸次入裡方可用黄芩佐柴胡和解之此表裡寒熱之次第也

張蓋仙曰太少合病法當合用桂枝柴胡兼下利與嘔再合理中此至當不易之法也黄芩湯不相涉矣切不可用

徐大椿曰下利即專以治利不離以風寒表

藥此亦急當救裡之義若嘔亦即兼以止嘔之藥總之見症施治服藥後而本症愈復見他證則仍見症施治可推而知也

呂震名曰按合病而至於下利則邪氣將從少陽轉陷入裡故君黃芩徹少陽之熱而復以芍藥約之甘草和之使熱清而利自止雖半表半裡之邪而裡多於表故主治不從表而從裡○太陽與陽明合病下利表症為多主葛根湯陽明少陽合病下利裡證為多主承氣湯太陽與少陽合病下利半表半裡之證為多此方即是和法同一合病下利而主

治不同何等深細○若嘔者加生姜半夏蓋
嘔亦屬少陽證故加半夏生姜以止嘔即小
柴胡加減法也
此條輯義第一百八十一條太陽篇下

黄芩湯方

黄芩三兩　芍藥二兩　甘草炙二兩
大棗十二枚
右四味以水一斗煮取三升去滓溫服一升
日再夜一服

黄芩加半夏生姜湯方

於前方加半夏生姜服法照前方

四百

金鑑曰裡熱不和故自下利用黃芩清熱甘草和中得芍药大棗其功倍焉熱清裡和而利可止

柯琴曰因熱不在半表故不用柴胡熱已入半裡故主黃芩加芍藥也非微弱胃寒不須人參若嘔者仍加半夏生薑可也

陽明病汗出多而渴者不可與猪苓湯以汗多胃中燥猪苓湯復利其小便故也

張路玉曰太陽傷寒犯本有五苓散兩解之法而陽明溫熱復有猪苓湯導熱滋乾一法然汗出多而渴者不可服蓋陽明胃主津液

津液死則不渴津液少則渴矣故陽明熱甚必先耗其津液加以汗多而奪之於外復利其小便而奪之於下則津液立亡可待矣其脉浮發熱渴欲飲水小便不利而汗出少者方可用猪苓湯脉浮發熱渴欲飲水口干舌燥而汗出多者則宜白虎加人參其治已具上條若脉沉熱蒸多汗渴欲飲水而小便黃赤不利者又當從承氣下之以救陰為急務也

尤在涇曰上條於脉浮發熱渴而小便不利之證既著猪苓湯之用矣此條復示猪苓湯

四百一

之戒謂雖渴欲飲水而汗出多者則不可以猪苓再利其小便所以然者汗之與溺同出而異名者也靈樞云水穀入於口輸于腸胃其液別為五天寒衣薄則為溺與氣天暑衣厚則為汗故雖清濁不同其為府中之則一也汗出已多胃液已耗而復以猪苓利之是已燥而益燥也故曰不可與猪苓湯

此條傷寒論輯義第二百三十一條

三陽合病脉浮大上關上但欲眠睡目合則汗

金鑑曰按浮大上之上字當是弦字始合論中三陽合病之脉若是上字則經論中從無

兩寸脉主三陽病之理

又曰脉浮大弦三陽合病之脉也浮大弦皆見於關上知三陽之熱邪皆聚於陽明也熱蒸陽明則當煩不得眠今但欲眠睡是熱盛神昏之昏睡也昏睡自然目合熱蒸則汗自出也若施治得宜使邪還於表而解否則未可卜也宜以柴胡桂枝白虎三湯酌其所當合而用之可也

方有執曰太陽脉浮陽明脉大關上乃少陽之部位故曰三陽合病

魏荔彤曰診其脉浮為太陽大為陽明其長

上於關上則弦可知矣又為少陽是三陽之經同受邪所以三陽之脉同見病如此再歸之於證但欲眠睡非少陰也乃陽盛神昏之睡也及目合則汗出是陽勝乎於陰中之汗出也

舒語曰脉浮大上關上陽盛之診也欲眠睡者熱盛神昏之意也寒中少陰但欲寐者其人惡寒熱盛神昏者不惡寒反惡熱也目合盜汗陽盛陽虛皆有之不必固執

尤在涇曰三陽合病視諸合病邪氣較重矣而太陽之府膀胱陽明之府胃少陽之府膽

熱邪盛滿自經入腑故腹滿身重口不仁而
面垢譫語遺尿及但欲眠睡目合則汗皆為
裡為熱之徵也夫裡而不表故不可汗汗之
則津亡胃燥而譫語熱而不實復不可下下
之則中傷氣竭而額上生汗手足逆冷若自
汗出句頂腹滿身重句來謂有腹滿身重等
證而自汗出者則雖三陽合病而邪聚于陽
明者較太少為多故宜白虎陽清而解之若
不自汗出者則太陽為多白虎不可與也脈
浮大上關上者病盛於陽經故脈亦盛於陽
位也但欲眠睡者熱勝而神昏也目合則汗

出者但熱則泄淺也此條蓋補上條之所未備而熱之聚于少陽者視太陽〻明校多矣誤求治法豈白虎湯所能盡哉

周揚俊曰温氣發出乃至三陽皆病其邪熱溷實不言可知故其脈浮大也憶邪伏少陰時則尺脈亦已大今因由内達外由下達上而浮大見于關已上故曰上關上也邪雖上見陽位少陰之源未靖則欲眠尚顯少陰症而目合則汗即為盜汗又顯少陽本症何以獨見少陽因母虛而子亦虛而少陰邪火與少陽相火同升燔灼也所以稍異熱病但目

合汗出不似熱病之大汗不止也然何以不言太陽陽明二經症以浮為太陽經脉大為陽明經脉也治法當以少陽之小柴胡去人參姜半加芍药為主也

此條輯義第二百七十二條少陽篇

三陽合病腹滿身重難以轉側口不仁而面垢讝語遺尿發汗則讝語下之則額上生汗手足逆冷若自汗出者白虎湯主之

金鑑曰三陽合病者太陽陽明少陽合而為病也凡太陽之頭痛發熱陽明之惡熱不眠少陽之耳聾寒熱等證皆具也太陽主背陽

明主腹少陽主側今一身盡為三陽邪熱所困故身重難以轉側也胃之竅出於口邪熱上攻故口不仁也陽明主面熱邪蒸越故面垢也熱結於裡則腹滿熱盛於胃故讝語也熱逼膀胱則遺尿熱蒸肌腠故自汗也證雖属三陽而熱皆聚胃中故當從陽明熱證主治也若從太陽之表發汗則津液愈竭而胃熱愈深必更增讝語若從陽明之裡下之則陰益傷而陽無依則散故額汗肢冷也要當審其未經汗下而身熱自汗出者始為陽明的證宜主以白虎湯大清胃熱急救津液以

存其陰可也

汪琥曰或問白虎湯何以能解三陽之熱答曰病至自汗出則太少之邪總歸陽明矣安得不從陽明而專治之耶

鄭重光曰三陽合病表裏俱傷也發汗偏攻太陽則邪併於陽明而譫語益甚攻下偏治陽明則額上生汗汗出不流手足厥冷必成亡陽之證然則既不宜於汗下惟有白虎一湯兩解陽明表裏之熱若無自汗表猶未解尚不可用此條與暍證參治也

程郊倩曰若前證見腹滿身重者陽盛於經

裡氣不支也。口不仁、讝語者，熱淫於胃，氣濁識昏也。此是陽明主證，而少陽之合，則見面垢證；風木動而塵棲也。太陽之合，則見遺尿證，膀胱熱而不守也。凡陽盛者陰必虧而熱盛者氣更傷。汗則傷氣，噦語者胃愈涸也。下則傷陰，竭上生汗者，陽無依而上越也。手足逆冷者，陰被奪而熱深厥深也。內燥外寒，陰脉將絶，血不內守，氣將安附？危證至矣。計惟化熱生津，從陽分清肅陰氣，使氣清則液布，固白虎湯之職也。胃熱祛而肺金肅，水亦溉自高源矣。若果津液已枯，不復有汗，白虎更

難用也

張蓋仙曰人身陽盛則輕蹻陰盛則重着此言身重難以轉側乃少陽寒盛也遺尿者腎氣不固也面垢者邪阻經絡面色暗漠陰病陽病皆得有之然亦無関辨證之緊要可以不必言也若口不仁之說糊塗之極夫三陽合病不曰口渴口苦而曰口不仁知其何所指也細玩全篇僅有腹滿譫語二證可稱陽明胃實其餘諸證皆非三陽所有叔和混指三陽合病而主白虎湯誤之甚矣

周禹載曰此因中暍而引動伏邪亦出三陽

爲病極重腹滿者熱在病也身重難以轉側者濕在病也若口不仁而面垢譫語遺尿則是暍本病也惟熱暍相兼其熱勢尤劇此時倘復汗之則津液外亡而譫語轉甚若下之則陰氣下竭而陽氣上脫故額上生汗而手足逆冷矣故必仍自汗者主以白虎陽設誤汗下而症如上者加人參無疑也

張路玉曰此言熱病兼暍之合病也夏月天令炎熱伏鬱之邪多乘暑氣一齊發出三陽中州之擾亂可知矣此時發汗則津液倍竭故讝語益甚下之則陽邪內陷故手足逆冷

熱不得越故額上生汗也既不宜於汗下惟
有白虎一湯主解熱而不碍表裡在所急用
若疑手足厥冷為陽虛則殺人矣
章楠曰未經汗下誤治而自汗出者主以白
虎湯此倒裝文法若誤治之後而變譫語汗
出不流此絶汗也手足逆冷陽氣將亡即所
謂再逆促命期又非白虎湯所可治也
徐大椿曰以上皆陽明熱症之在經者以三
陽統於陽明也但身重腹滿則似風濕宜用
术附面垢譫語則似胃實宜用承氣此處一
或生死立判如何辨别全在參觀脉症使有

顯據方不誤投。發汗則譫語陽從此越下之則額上生汗手足逆冷陰從此脫。自汗則熱氣感於經非石羔不治。按亡陽之症有二下焦之陽虛飛越於外而欲上脫則用參附等藥以回之上焦之陽感逼陰於外而欲上洩則用石羔以收之同一亡陽而治法迴殊細審之自明否則生死立判

此條傷寒論輯義第二百二十八條陽明篇

白虎湯方

石羔六兩　知母六兩　甘草二兩　粳米六合

右四味以水一斗煮米熟湯成去滓溫

服一升日三服

柯琴曰陽明邪從熱化故不惡熱熱蒸外越故熱汗出熱爍胃中故渴欲飲水邪盛而實故脈滑然猶在經故兼浮也蓋陽明屬胃外主肌肉雖內外大熱而未實終非苦寒之味所宜也石膏辛寒辛能解肌熱寒能勝胃火寒能沉內辛能走外此味兩擅內外之能故以為君知母苦潤苦以瀉火潤以滋燥故用為臣甘草粳米調和於中宮且能土中瀉火稼穡作甘寒劑得之緩其苦劑得之平其苦使二味為佐庶大寒大苦之品無傷損脾胃

之慮也煮湯入胃輸脾歸肺水精四布大煩大渴可除矣白虎為西方金神取以名湯秋金得令而炎暑自解方中有加人參者亦補中益氣而生津也用以協和甘草粳米之補承制石膏知母之寒瀉火而土不傷乃操萬全之術者也

傷寒脉浮滑此表有寒裡有熱白虎湯主之

金鑑曰按王三陽云經文寒字當邪字解亦熱也其說甚是若是寒字非白虎湯證矣

又曰此言傷寒太陽證罷邪傳陽明表裡俱熱而未成胃實之病也脉浮滑者浮為表有

四百三

熱之脉陽明表有熱當發熱汗出謂為裡有熱之脉陽明裡有熱當煩渴引飲故曰表有熱裡有熱也此為陽明表裡俱熱之證白虎乃解陽明表裡俱熱之藥故主之也不加人參者以其未經汗吐下不虛故也

程知曰滑則裡熱云浮滑則表裡俱熱矣大熱之氣得辛涼而解猶之暑暍之令得金風而爽故清涼之劑以白虎名之又曰厥陰條中有脉滑而厥者裡有熱也白虎湯主之可證此條之非裡有寒矣

魏荔彤曰此裡尚為經絡之裡非藏府之裡

四百四

亦如衛爲表營爲裏非指藏府而言也
徐大椿曰此表有寒裏有熱也觀下條脈滑而厥者裏有熱也活人書作表裏有熱亦未穩
黄坤載曰浮滑者陽氣鬱格之象此之表寒乃陰氣之外浮非寒邪之外浮不然表寒未解無用白虎之理
此條轄義第一百八十五條太陽篇下
傷寒脈滑而厥者裏有熱也白虎湯主之
金鑑曰傷寒脈微細身無熱小便清白而厥者是寒虛厥也當温之脈乍緊身無熱胸滿

而煩厥者是寒實厥也當吐之脉實大小便閉腹滿鞕痛而厥者熱實厥也當下之今脉滑而厥滑為陽脉裡熱可知是熱厥也然內無腹滿痛不大便之證是雖有熱而裡未實不可下而可清故以白虎湯清之

程郊倩曰脉滑而厥乃陽實拒陰之厥白虎湯凉能清裡而辛可解表故當舍證而從脉也

林瀾曰熱厥亦有不同如傳邪入府秘結不通燥矢在內非下不可者以承氣治之之證是也若火極似水裡有大熱而大便不閉無

燥糞可除者滑則裡熱已深厥則邪陷已極非以白虎滌其熱則亢甚之陽何以清耶

吳人駒曰厥因陽氣不相順接其脈當見陰象脈滑為氣有餘是陽盛於內格陰於外內則實熱外而假寒者也白虎以清解實熱則厥自解矣辨之之法冷必不甚浮而近之則冷按之則肌骨之下則反熱也

黄坤載曰四肢厥逆而脈見遲濇是為裡寒厥而脈滑是裡有熱也蓋燥熱內鬱侵奪陰位陰氣浮散外居肢節故肢冷而脈滑白虎湯石羔清金而退熱知母潤燥而滋火甘草

粳米補中而化氣生津而解渴也胃陽素盛之人陰虛火旺一被感傷經熱内灼津液消爍則成陽明下證而胃火未盛肺津先傷是以一見渴證先以白虎涼津泄熱滋水滌煩膈熱肅清則不至入胃而發煩熱亡陰之害矣白虎證即將來之大承氣證而裡熱未實從前之大青龍證而表寒已解者也表寒已解故不用麻黃裡熱未實故不用硝黃

張路玉曰滑陽脉也故其厥為陽厥裡熱鬱熾所以其外反惡寒厥逆往往有唇青面爪甲俱青者故宜白虎或竹叶石羔解其内鬱

之熱而厥固矣○此條明言裡有熱蓋見前條之表有熱裡有寒之悞叔和因脉滑而厥遂以此條混入厥陰篇中今移此

周揚俊曰滑為邪實何以反厥即熱深厥深之義既裡有熱安得不用石羔之理

此條辨義第三百五十四條厥陰篇

傷寒脉浮發熱無汗其表不解者不可與白虎湯渴欲飲水無表證者白虎加人參湯主之

金鑑曰傷寒之邪傳入陽明脉浮發熱無汗其表不解者雖有燥渴乃大青龍湯證不可與白虎湯即有陽明渴欲飲水熱證亦與白

四百五

虎湯者亦必審其無太陽表證始可與也加人參者以其脉浮不滑非有餘也且欲於大解熱中速生津液也

鄭重光曰此中明用白虎湯之法以白虎但能解熱而不解表若稍帶外感有無汗惡寒身痛頭痛之表證慎不可用也

張路玉曰白虎解熱而不能解表故熱病稍帶表寒客邪惡寒頭痛身疼之表證皆不可用須脉洪大或數煩熱煩渴始可與服若先前微帶非時表邪二三日後客邪先從表散但顯熱病脉證煩渴欲飲水者爲津液大耗

又非白虎所能治必加人參以助津氣則熱
邪始得解散耳
周揚俊曰發熱汗出熱本病也今脉浮無汗
必因邪風襲表矣豈可竟與白虎湯乎故必
以辛涼先撤其表邪然後治熱始可無碍假
使表邪解而煩渴轉甚者明係因邪以更耗
津液白虎湯固非解表之劑又豈有助正之
功加人參者益其元也元稍益而熱易清矣
黄坤載曰脉浮發熱無汗是表未解也此合用
大青龍双解表裡不可與白虎湯但清其裡
若渴欲飲水而無表證者是汗出而熱退也

汗後陽泄宜防知膏伐陽白虎加人參清金益氣生津化水汗後解渴之神方也

此條傷寒論輯義第一百七十九條太陽篇

白虎加人參湯方

知母六兩　石羔一斤　甘草二兩炙

人參二兩　粳米六兩

右五味煎法同白虎湯

趙良曰汗出惡寒身熱而不渴者中風也汗出惡寒身熱而渴者中暍也其證相似獨以渴不渴為辨然傷寒中風皆有背微惡寒與時惡風而渴者亦以白虎人參湯治之蓋為

火燥肺金肺主氣者也肺傷則衛氣虛衛虛則表不足由是汗出身熱惡寒內經曰心移熱於肺傳為膈消膈消則渴皆相火傷肺所致可知其要在救肺也石羔能治三焦火熱功多於清肺退肺中之火故用為君知母亦就肺中瀉心火滋水之源人參生津益所傷之氣而為臣粳米甘草補土以資金為佐也徐大椿曰白虎加參湯大段治汗吐下之後邪已去而有留熱在於陽明又因胃液乾枯故用之以生津解熱若更虛羸則為竹葉石羔湯症矣○壯火食氣此方瀉火即所以生

氣也

呂震名曰白虎西方金神也主治在肺並非專瀉陽明邪之加人參者則治在陽明胃矣按經文於白虎湯證並無一言及渴而加人參方中或曰口燥渴或曰大煩渴或曰渴欲飲水數升此多得之汗吐下後內熱未除胃液垂涸故加入人參於白虎湯中是移清金滌熱之功轉而為益胃滋乾之用廣幾邁子實而補母寓兩收其利。再按白虎證主散邪滌熱故不宜加人參留戀邪氣此加人參用以救垂盡之胃氣故宜人參益胃而白虎

乃得協成其清熱止渴之用古聖立方一藥豈可輕加哉

貫伯雄曰同一石羔也合麻黃用之則為青龍合知母用之則為白虎一則欲其興雲致雨以解外邪一則欲其清肅肺胃滌蕩內熱義各有當也然用此方者必須審而又審自汗而渴脉大有力數者咸俻方可與之若一誤投禍不旋踵蓋緣此症為濕熱鬱蒸故有汗而煩熱不解既有汗故不可表〻則陽脫亦不可下〻則耗陰惟有大清肺胃之熱為正法也

四百六

此方輯義第一百七十七條太陽下篇

傷寒無大熱口燥渴心煩背微惡寒者白虎加人參湯主之

金鑑曰傷寒身無大熱不煩不渴口中和背惡寒附子湯主之者屬少陰病也今傷寒身無大熱知熱漸去表入裡也口燥渴心煩知熱已入陽明也雖有背微惡寒一證似乎少陰證但少陰證口中和今口燥渴是口中不和也背惡寒非陽虛惡寒乃陽明內熱熏蒸於背汗出肌疎故微惡寒也主白虎湯以直走陽明大清其熱加人參者蓋有意以顧肌

欬也
喻昌曰此條辨證最細脉必滑而兼浮渾身無大熱又不惡寒但背間微覺惡寒是表邪已將罷其人口燥渴心煩是裏熱已大熾更不可姑待而當急爲清解恐遲則熱深津竭無濟於事矣
周揚俊曰燥渴且煩爲熱證本病而曰無大熱者以背獨微惡寒也背爲太陽經位正氣大虛故微惡寒安得不用補正之藥于白虎湯中乎
徐大椿曰此亦虛燥之症微惡寒謂雖惡寒

而甚微又周身不惡寒獨背惡寒知外邪已解若大惡寒則不得用此白虎湯矣

張路玉曰伏熱内盛故口燥心煩以真陽不能勝邪故背微惡寒而外無大熱宜白虎清内熱加人參以助真氣也

黄坤載曰表解故無大熱背微惡寒即前章表有寒也陽乘陰位而生裡熱則陰乘陽位而生表寒遠則客於肢節近則浮於脊背脊背肢節皆陽位也

程郊倩曰前條之主白虎者據脉而主之故有寒不必治寒然而即證亦有可據者如寒

傷營之病不但表有寒亦表有熱今既無大熱而口燥渴心煩則熱歸於裡鬱蒸不解可知雖背微惡寒似乎大青龍湯之證未全罷不必牽顧以白虎湯主之但使津液生而熱化雖有微寒自有人參托住陽長陰消可無慮也

餘論曰背微惡寒者即表有寒之謂也裡陽盛極格陰於外故見微惡寒也白虎湯中或加人參或不加人參乃當視其元氣何如耳

尤在涇曰無大熱表無大熱也口燥渴心煩裡熱極盛也背微惡寒與時時惡風同意蓋

亦太陽經邪傳入陽明胃府薰蒸焦膈之證故設此方以徹熱而生津也

程應旄曰白虎湯能斷青龍之局者以青龍之局自經解散從餘零星破碎之假寒故白虎得成其白虎耳燥渴雖同而寒之微甚遂有毫釐千里之別則欲主白虎者不妨仍於大青龍之全局重翻榜樣也如傷寒脉浮發熱無汗其表不解是大青龍之外證全具也加以白虎中之燥渴是大青龍之裡證全具也此證而主白虎所謂以呂易劉豈唯白虎無成而厥張其服發龍之禍鍾於此婢矣必

四百七

須渴欲飲水徒有大青龍之裡證其表已解無從大青龍之外證然後可翻開局面而以白虎加人參湯主之學者欲得白虎之所宜須明白虎之所禁然後石羔一物可以卑而卑之令其助雨而為龍可以尊而尊之令其呼風而為虎不至誤也

此條傷寒論輯義第一百七十八條太陽下篇

傷寒病若吐若下後七八日不解熱結在裡表裡俱熱時時惡風大渴舌上乾燥而煩欲飲水數升者白虎加人參湯主之

金鑑曰按傷寒病三字之下當有若汗二字

蓋發汗挍吐下更傷津液為多也時時惡風
當是時汗惡風若非汗字則時時惡風是表
不解白虎湯在所禁也論中謂發熱無汗表
不解者不可與白虎湯渴欲飲水無表證者
白虎加人參湯主之讀者細玩經文自知
又曰傷寒若汗若吐若下後七八日不解以
致熱結表裡時汗惡風者結熱在表未解也
大渴舌上乾燥而煩欲飲水數升者結熱在
裡已彰也故曰表裡俱熱宜白虎加人參湯
主之以白虎能外解肌熱內清裡熱也加人
參者因汗吐下後津亡氣弱藉此以益氣生

津也。按大青龍湯治太陽表裡俱熱表多裡少故不渴也白虎湯治陽明表裡俱熱裡多表少故大渴也今大渴燥煩時汗惡風是熱在陽明又兼太陽也而用白虎湯者以陽明裡熱證多太陽表熱證少也若無汗微渴則為太陽表證多即表裡大熱又當用大青龍湯矣

喻昌曰玩此條本文熱結在裡表裡俱熱已自酌量惟熱結在裡所以表熱不除況加大渴飲水安得不以清熱為急耶

程知曰表熱者身熱也裡熱者内熱也以汗

吐下後不解故邪氣乘虛結為裡熱惟結熱在裡所以表熱不除者有惡風證也大渴引飲裡熱熾盛安得不以白虎急解之石羔辛寒能清裡熱兼散表熱也惟其在汗吐下後故必加人參以顧其正氣也

汪琥曰與白虎湯加人參扶正氣以分解內外之邪熱要之此湯惟正氣虛而邪氣微者宜之若邪氣甚者不敢輕加人參也

徐大椿曰胃液已盡不在經不在腑亦非若承氣症之有實邪因胃中液津枯竭內火如焚欲飲自救故其象如此與熱邪在府者迥

別

周揚俊曰吐下後至七八日不解知誤治而熱邪不為吐下少衰反因吐下轉甚時惡風者陽外虛也舌燥煩渴飲水至數升者陰內亡也舍白虎加人參將何以解其表裡補其津液也

黄坤載曰吐下之後氣奪津傷七八日不解燥熱內感而自裡達表表裡俱熱熱蒸竅泄時時惡風舌上乾燥而心內焦煩欲飲水數升者主以人參白虎清金而泄熱化氣而生津也

此條傷寒論辨義第一百七十七條 太陽篇

服桂枝湯大汗出後大煩渴不解脈洪大者白虎加人參湯主之

金鑑曰大煩渴陽明證也洪大陽明脈也中風之邪服桂枝湯大汗出後不解大煩渴脈洪大者是邪已入陽明津液為大汗所傷胃中乾燥故也宜與白虎湯加人參清熱生津而煩渴自除矣

張路玉曰白虎湯實解內蒸之熱非治外經之熱也昔人以石羔辛涼能解利陽明風熱若不佐以麻葛之品何以走外此說似是而

實非蓋陽明在經之邪縱使有大熱而不煩渴自有葛根湯桂枝加葛根湯等治法並無藉於石羔也○此本溫熱病誤認寒疫而服桂枝湯也若是寒疫則服湯後汗出必解矣不知此本溫熱誤服桂枝遂至脉洪大大汗煩渴不解若誤服麻黄必變風溫灼熱自汗等證矣此以大汗傷津故加人參以救津液也○按桂枝治自外而入傷之風邪石羔治自内而發之熱邪故白虎湯為熱邪中暍之的方所以傷寒誤服白虎黄芩溫熱誤用桂枝麻黄輕者必重重者必死耳

徐大椿曰煩渴不解因汗多而胃液乾枯邪雖去而陽明之火獨熾故用此以生津止汗息火解煩汗後諸變不同總宜隨症用藥

舒詔曰此證津虧熱熾是其本也假使始初用桂枝時方中即加石羔自無諸白虎湯證凡用白虎湯須以口燥汗出渴欲飲冷方可與也只據脉滑未妥

程郊倩曰服桂枝後大煩渴而脉洪大溫病之真面孔全露矣火炎土燥金爍水枯不得涼飈安能退焰此際之大青龍不惟桂枝麻黃身無地而若杏仁若芍藥皆在告閒罷老

之到斯時虎聲一嘯而大青龍湯之全局盡翻矣

黄坤載曰服桂枝湯後汗出表解而津液亡泄裡熱則增是宜白虎清裡而大汗之後大作煩渴而脉又洪大是亡津而氣亦泄矣津由氣化經曰上焦開發宣五穀味薰膚充身澤毛若霧露之溉是為氣此當益氣以生津故加人參經曰脉躁疾不為汗衰者死以津氣消亡無以滋灌其枯燥也白虎而加人參使清氣降灑化而為露滋潤枯涸滌洗燥煩莫善於此矣

此條辯義第二十八條太陽上篇

以上三陽發溫例以下少陰發溫例

師曰伏氣之病以意候之今月之内欲有伏氣假令舊有伏氣當須脉之若脉微弱者當喉中痛似傷非喉痺也病人云實咽中痛雖爾今復欲下利

金鑑曰四時令氣正氣也非時之氣邪氣也正氣之中人也淺感之甚者即病微者藏在肌膚不即為病壯實之人可以自已邪氣之中人也深感之雖微亦即為病甚則直入於藏不能自已虛者死為此篇所謂伏氣之病

即四時令氣正病非四時不正之氣與非常異氣之疫邪也所謂伏氣者如感冬令之風寒其重者傷於營衛即時而發者名為中風傷寒是也其感之輕者伏藏於肌膚過時而發名為溫病也故時氣伏氣之為病二者不可不辨焉春三月名曰發陳是伏氣欲發之月也假令舊有伏氣之人乘冬不藏精之際而病者當須以脈證之今月之內初病傷寒溫病者脈若微弱是少陰脈也若喉中痛是少陰證也然其痛必緩非若外感時氣之喉痺也腫傷暴痛也今既云實咽中痛而脈又

四百十

微弱故知為少陰伏氣內發之陰火也須尔咽痛若復欲下利不可以時氣外感陽火之喉痺治之也

張錫駒曰此條言伏氣之病由內而出非若時行卒病由外而至也

少陰病二三日咽痛者可與甘草湯不差者與桔梗湯

金鑑曰少陰病二三日咽痛無他證者乃少陰經客熱之微邪可與甘草湯緩瀉其少陰之熱也若不愈者與桔梗湯即甘草湯加桔梗以開鬱熱不用苦寒者恐其熱鬱於陰經

也

喻昌曰用甘草者和緩其勢用桔梗者開提其邪也此在二三日他證未具故可用之若五六日則少陰之下利嘔逆諸證皆起此法又未可用矣

張路玉曰陰邪爲病其發必暴所以伏氣發於少陰必咽痛仲景遂以緩法治之甘草味甘其性最緩因取以治少陰伏氣發溫之最急者蓋甘先入脾脾緩則陰火之勢亦緩且生用力能瀉火故不兼别味獨用以取專功也設不差必是伏邪所發勢甚緩不足以濟

急更加桔梗升載其邪使發於陽分之陰邪盡從陽分而散不致仍復下陷入陰分也徐大椿曰大甘為土之正味能制腎水越上之火佐以辛苦開散之品别錄云桔梗療咽喉痛

此條傷寒論輯義第三百十五條少陰篇

甘草湯方

甘草二兩

右一味以水三升煮取一升半去滓温服七合日二服

桔梗湯方

四百十一

桔梗一兩　甘草二兩

右二味以水三升煮取三升去滓溫分再服

此方輯義第三百十五條

少陰病下利咽痛胸滿心煩者猪膚湯主之

金鑑曰身溫腹滿下利太陰證也身寒欲寐下利少陰證也身熱不眠咽痛熱邪也身寒欲寐咽痛寒邪也今身寒欲寐下利咽痛與胸滿心煩之證並見是少陰熱邪也少陰之脉循喉嚨其支者從肺出絡心注胸中是以少陰之熱邪上逆則所過之處無不病也以猪膚湯主之觧少陰上焦之熱兼止下焦之

利也

喻昌曰下利咽痛胸滿心煩此少陰熱邪充斥上下中間無所不到寒下之藥不可用矣故立猪膚湯一法也蓋陽微者用附子溫經陰竭者用猪膚潤燥溫經潤燥中同具散邪之義也

徐大椿曰此亦中焦氣虛陰火上炎之症以甘納之

吉霞名曰咽痛下利有陰盛而陽格於上者治以驅陰復陽若通脈四逆加桔梗是也有陰虛而液不上蒸者治以育陰復液若本方

猪膚湯是也腎液既從下流而不上蒸則陰
火充斥因致煩滿故以猪膚潤腎燥之液而
緩以白蜜白粉留戀中焦輸精布液以解其
上征下奪之危俞氏云猪膚與黑驢皮之意
頗同若以燖猪皮外毛根薄膚則簽劣無功
且與熬香之説不符但用外皮去其内層之
肥白爲是
此條辯義第三百十四條少陰篇
猪膚湯方
猪膚一斤
右一味以水一斗煮取五升去滓加白蜜一

四百二十

升白粉五合熬香和令相得溫分六服

、金鑑曰猪膚者乃革外之膚皮也其體輕其味鹹輕則能散鹹則入腎故治少陰咽痛是於解熱中寓散之意也

、成無已曰猪水畜也其氣先入腎解少陰之客邪加蜜以潤燥除煩白粉以益氣斷利也

、黃坤載曰猪膚即猪皮能清熱潤燥白粉即鉛粉能止泄斷利

少陰病得之二三日以上心中煩不得臥黃連阿膠湯主之

、金鑑曰少陰病得之二三日以上謂或四五

日也言以二三日少陰之但欲寐至四五日反變為心中煩不得卧且無下利清穀咳而嘔之證知非寒也是以不用白通湯非飲也亦不用豬苓湯乃熱也故主以黄連阿膠湯使少陰不受燔灼自可愈也

程知曰二三日邪在少陰四五日已轉屬陽明故無嘔利厥逆諸證而心煩不得卧者是陽明之熱内擾少陰故不欲寐也當以解熱滋陰為主治也

黄坤載曰少陰病但欲寐也得之二三日不得卧者燥土尅水而爍心液也心之液水之

根也液耗水涸精不藏神故心煩不得卧寐黃連阿膠湯黃連芩芍清君火而除煩熱阿膠雞子黃補脾精而滋燥土也○少陰水藏在陽明則燥土克水是為不足在少陰則寒水侮土是為有餘則但寐本篇之首章是也不足則不得卧陽明篇時有微熱喘冒不得卧是也陽動陰靜異同天淵少陰癸水之藏無日前方病溫寒二三日後忽轉陽明遽變燥熱之理此蓋陽明府病之傷及少陰之自病也陽明之燥未傷腎陰自是陽明病傷及腎陰則陽明益盛而少陰益虧虧而不已便

就枯竭便成死證故陽明病不必急而陽明傷及少陰則莫急於此矣是以急下有三證既列陽明並入少陰之篇此章為承氣之初證分答急下以下三章則如救焚燬不得不急矣

徐大椿曰此少陰傳經之熱邪擾動少陰之氣故以降火養陰為治而以雞子黄引藥下達

此條辨義第三百零七條少陰篇

黄連阿膠湯方

黄連四兩　黄芩二兩　芍藥二兩　雞子黄二枚

四百十三

阿膠三兩

右五味以水六升先煮三物取二升去滓內膠烊盡小冷內雞子黃攪令相得溫服七合日三服

徐彬曰連芩苦寒解熱為君子黃阿膠二味甘寒養陰潤燥為臣佐以芍藥之酸寒收攝外散之微陰為佐

少陰病下利六七日欬而嘔渴心煩不得眠者豬苓湯主之

金鑑曰凡少陰下利清穀欬嘔不渴屬寒飲也今少陰病六七日下利粘穢欬而嘔渴煩

不得眠是少陰熱飲為病也飲熱相搏上攻則咳中攻則嘔下攻則利熱耗津液故渴熱擾於心故煩不得眠宜猪苓湯利水滋燥飲熱之證皆可愈也

趙嗣真曰少陰欬而下利嘔渴心煩不眠及厥陰下利欲飲水者是皆傳邪之熱脉必沉細數故以黃連滑石等清利之其少陰自利而渴欲吐不吐心中煩但欲寐小便色白者是本經陰邪之寒也脉必沉微故以附子乾姜溫之

汪琥曰下利欬而嘔渴心煩不得眠焉知非

少陽陽明之病然少陽陽明若見此證為裡實脉必弦大而長此病脉必微細故知其為少陰之病無疑也

林瀾曰下利則邪并於下矣其嘔而且欬何也蓋至六七日渴而心煩不眠則傳邪之上客者又盛渴則必恣飲多飲必停水是邪熱既不能解而水蓄之證復作也熱邪傳陷之下利非陰寒吐利并作之可比嘔而渴者蓋先嘔後渴為邪欲解先渴後嘔多為水停况又有水寒射肺為欬之可兼察乎以是知必有挾飲於内耳

沈明宗曰黃連阿膠湯之心煩不得眠較此條頗同而治異何也蓋此條乃少陰風熱轉入陽明而致下利故以豬苓湯驅導水邪還從膀胱而去急救胃中津液為主彼條之心煩不得眠而無下利乃腎水枯少故用黃連阿膠湯滋陰清火急救腎陰為主也

魏荔彤曰欬而咽不痛渴而口不乾則知邪雖為傳經而入之熱惟其水飲相混故熱勢不能甚肆其猛烈雖上衝為咳嘔而不致咽痛隔阻正津為口渴而不致乾燥兼以心煩不得眠於少陰但欲寐陰證中見陽證豈非

傳經之熱兼水濕者乎其所以不發黄者以少陰病原有下利滲不能留熱不能蓄故也由此觀之熱邪兼水飲昭然矣

舒詔曰此條協火而動者其有太陰虛寒在内故口渴心煩不得眠與下利嘔渴兼見法宜阿膠石羔潤燥除煩參术姜桂理中止泄半夏砂仁撤逆逐飲豬苓湯不合也

徐大椿曰此亦熱邪傳少陰之症蓋少陰口燥口乾有大承氣急下之法今止嘔渴則熱邪尚輕故用豬苓湯使熱邪從小便出其路尤近也

方有執曰下利固陰寒甚而水無制六七日欬而嘔渴心煩不得眠者水寒相搏蓄積不行内悶而不寧也猪苓湯者滲利以分清其水穀之二道也二道清則利無有不止者利止則嘔渴心煩不待治而自愈矣

周揚俊曰按病下利而兼嘔渴與欬心煩不卧何取於猪苓湯耶不知證見下利則小便必不利矣證見渴則已移熱於膀胱矣且欬嘔者必有水飲停積其勢并走大腸漫無止期不得不以猪苓分利前竅而下利可止心煩不眠以本湯亦用阿膠故也況此湯獨汗

四百十四

多便燥者宜禁下利無汗豈非所宜乎

此條輯義第三百廿三條

少陰病得之二三日口燥咽乾者急下之宜大承氣湯

金鑑曰邪至少陰二三日即口燥咽乾者必其人胃火素盛腎水素虧當以大承氣湯急瀉胃火以救腎水若復遷延時日腎水告竭其陰必亡雖下無及矣

成無己曰與大承氣湯急下之以全腎何也經云三陰經受病已入於府者可下而已則是上條少陰病乃入府證也少陰邪熱已轉

屬於府胃府實熱消灼腎水故口燥咽干用大承氣以瀉府而實熱自除且少陰之在本腎屬水胃府屬土瀉土所以救水也

方有執曰口燥咽干者少陰之脉循喉嚨挾舌本邪熱客於其經而腎水為之枯竭也然水乾則土燥土燥則水愈乾所以急於下也

張路玉曰按少陰急下三證一屬傳經熱邪亢極一屬熱邪轉入胃府一屬溫熱發自少陰皆刻不容緩之證故當急救欲絕之腎水與陽明急下三法同源異派

汪琥曰少陰病得之二三日者非纔得病二

三日即口燥咽乾謂少陰口燥咽乾之病已
得之二三日也

舒詔曰少陰挾火之症復轉陽明而口燥咽乾之外必更有陽明胃實症兼見否則大承氣湯不可用也

徐大椿曰陽邪傳陰腎水欲涸故當急去其邪以保津液

尤在涇曰此少陰熱併陽明之證二三日為病未久而便口燥咽干熱氣盛而陰氣少矣蓋陽明土少陰水熱併陽明則土實而水虚不特熱氣傷陰即土氣亦傷水也故宜急下

以瀉土而全水不然熱盛傷陰土實亦傷陰
其乾枯可立而待然非心下痛腹脹不大便
未可以大承氣輕試也
黄坤載曰此少陰負趺陽之太過者少陰固
宜負趺陽而負之太過則腎水涸竭亦必至
死故急下陽明以救少陰少陰三承氣證即
是陽明急下三證以其傷在少陰故又列之
少陰篇中實非少陰之本病也此土勝水負
大承氣湯證
此條輯義第三百廿四條少陰篇

傷寒從新卷十三終